Manuelle Untersuchung
und Mobilisationsbehandlung
der Extremitätengelenke

Jochen Sachse

Manuelle Untersuchung und Mobilisationsbehandlung der Extremitätengelenke

Technischer Leitfaden

4., überarbeitete Auflage

Mit 103 Abbildungen

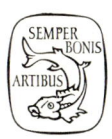

GUSTAV FISCHER VERLAG · STUTTGART · NEW YORK · 1986

MR Dr. med. Jochen Sachse, Facharzt für Neurologie und Psychiatrie,
Facharzt für Physiotherapie,
Institut für Physiotherapie des Bereiches
Ambulante Medizinische Betreuung Berlin-Friedrichshain

CIP-Kurztitelaufnahme der Deutschen Bibliothek

Sachse, Jochen:
Manuelle Untersuchung und Mobilisationsbehandlung
der Extremitätengelenke : techn. Leitf. / Jochen Sachse. —
4., überarb. Aufl. —
Stuttgart ; New York : Fischer, 1986.
   ISBN 3-437-11066-7

1. Auflage 1973
2. Auflage 1976
3. Auflage 1983

Lizenzausgabe für Gustav Fischer Verlag · Stuttgart
Alle Rechte vorbehalten
© VEB Verlag Volk und Gesundheit Berlin 1986
Printed in the German Democratic Republic
Satz und Druck: Gutenberg Buchdruckerei und Verlagsanstalt Saalfeld
Einband: Großbuchbinderei Clemens Maier, Leinfelden-Echterdingen

ISBN 3-437-11066-7

Vorwort zur 1. Auflage

Die manipulativen Techniken zur Diagnostik und Behandlung der Gelenkfunktionsstörungen an der Wirbelsäule und den Extremitäten sind in den letzten zwei Jahrzehnten in zunehmendem Maße in das ärztliche Handeln eingegangen. Dabei haben die Extremitätengelenke eine gewisse Selbständigkeit, da ihre Behandlung nicht allein vom Arzt, sondern unter bestimmten Voraussetzungen auch von der Krankengymnastin übernommen werden kann. So ist es möglich, die Untersuchungs- und Behandlungstechniken der peripheren Gelenke gesondert darzustellen.

Allerdings kann ein technischer Leitfaden wie der vorliegende nicht die Fülle der vorhandenen Techniken beschreiben. Für die Auswahl waren die durch die Praxis belegte Wirksamkeit und die Möglichkeit schonungsvollen Vorgehens entscheidend. Da hier die eigenen Erfahrungen zwangsläufig mitbestimmend sind, läßt sich eine Subjektivität in der Zusammenstellung nicht umgehen. Manuelle Therapie besteht aber nicht nur in der Korrektur von mechanischen Störungen eines Gelenkes. Sie muß vielmehr stets den Zusammenhang des ganzen Bewegungssystems sehen und die Behandlung nach dessen Gesetzmäßigkeiten führen. Deshalb sollen die theoretischen Kapitel in das Wesen der mechanischen Gelenkstörung, in die Indikationsstellung und in die reflektorischen Beziehungen zwischen Gelenk und Muskulatur und dem übrigen Segment einführen und das Verständnis für die Komplexität der Behandlung wecken. Der Interessierte sei auf Lehrbücher der Manuellen Therapie verwiesen.

Mein Dank gilt unserem Lehrer Doz. Dr. sc. K. Lewit (Prag). Er hat in unermüdlicher Bereitschaft seit 1964 in der Deutschen Demokratischen Republik Ärzte in Manueller Therapie ausgebildet. Wir danken es ihm, wenn die Manuelle Therapie bei uns zunehmend den ihr gebührenden Platz im ärztlichen Denken und Handeln einnimmt.

Vorwort zur 3. Auflage

Die 2. Auflage ist seit 1978 vergriffen. Eine eingehende Über-
arbeitung, vor allem des technischen Teils, war dringend geboten.
Die an der Wirbelsäule entwickelten Prinzipien der Muskel-
relaxationsbehandlungen zur Erleichterung (Fazilitation) der
Gelenkmobilisation lassen sich auch auf einige periphere Gelenke anwenden. Wegen des Vorteils der schonenderen Behandlung wurden diese technischen Neuentwicklungen in die
Darstellung aufgenommen. Um den Umfang des Buches nicht
zu vergrößern, mußte eine Anzahl weniger benutzter Techniken
herausgenommen werden.
Dem Wunsch nach Darstellung der klinischen Symptomatik
wurde bei der Abhandlung der einzelnen Gelenke in knapper
Form entsprochen. Auch die engen klinischen Beziehungen der
Gelenkstörungen zur Muskulatur des Gelenks sind dabei stärker berücksichtigt worden. Die eigentlichen Muskelbehandlungs-
techniken gehören nicht in diesen Rahmen, sie sind entsprechenden Veröffentlichungen vorbehalten.
Frau E. Thiele hat wieder in bewährter Qualität die neuen Fotos
angefertigt, wofür ich ihr besonders danken möchte. Frau
G. Lange und Frl. Furchner danke ich für die Mitwirkung bei
der Herstellung der Fotos.

Vorwort zur 4. Auflage

Die 3. Auflage war mit dem Erscheinen vergriffen. Die Nach-
auflage bot Gelegenheit, den Text zu überarbeiten. Für die
gleichbleibend gute Qualität in der Herstellung des Buches
möchte ich dem Verlag und besonders dem Lektorat meinen
Dank sagen.

Berlin   Jochen Sachse

Inhaltsverzeichnis

1.	**Grundlagen der Manuellen Therapie**	**13**
1.1.	Begriffsbestimmung	13
1.2.	Gelenkuntersuchung und Gelenkspiel	14
1.3.	Funktionsgestörtes Gelenk, Blockierung	16
1.4.	Ursachen der Gelenkblockierung	18
1.4.1.	Fehlbelastung	18
1.4.2.	Gelenktrauma	18
1.4.3.	Strukturelle Gelenkveränderungen	19
1.4.4.	Ruhigstellungen	20
1.4.5.	Reflektorische Entstehung	20
1.5.	Substrat der Blockierung	20
1.6.	Auswirkungen der Blockierungen	20
1.7.	Zusammenfassung	21
2.	**Stellung des Gelenkspiels in der Untersuchung der Gelenke**	**23**
2.1.	Inspektion und Palpation	23
2.2.	Aktive Bewegungsuntersuchung	24
2.3.	Passive Prüfung der Funktionsbewegungen	24
2.4.	Isometrische Spannungen gegen Widerstand	25
2.5.	Untersuchung der Muskelfunktion	26
2.6.	Prüfung des Gelenkspiels	27
2.7.	Bewegungsführung	30
2.8.	Zusammenfassung des Untersuchungsablaufs zur Erkennung funktioneller Gelenkstörungen	31
3.	**Technische Grundregeln für die Untersuchung des Gelenkspiels und seine Wiederherstellung**	**33**
3.1.	Ausgangsstellung des Patienten und des Behandlers	33
3.2.	Gelenkstellung	33
3.3.	Kontakt am Gelenk	34
3.4.	Ausführung der Bewegung	34
3.5.	Mobilisierende Gelenkbehandlung: Mobilisation und Manipulation	35
3.6.	Zusammenfassung	36

4. u. 5.   Technischer Teil

**4.   Untersuchungs- und Behandlungstechniken
          an den oberen Extremitäten** 39

4.1.   Interphalangealgelenke 41
4.1.1.   Distraktion 42
4.1.2.   Anteroposteriore Verschiebung 42
4.1.3.   Laterolaterale Parallelverschiebung................. 43
4.1.4.   Seitneigungsfedern 44
4.2.   Fingergrundgelenke 45
4.2.1.   Distraktion 46
4.2.2.   Anteroposteriore Verschiebung 47
4.3.   Verbindungen der Metakarpalen 2-5 48
4.3.1.   Metakarpalenköpfchen, Untersuchung 49
4.3.2.   Metakarpalenköpfchen, Therapie 50
4.3.3.   Karpometakarpalgelenk 2-5, Untersuchung 50
4.3.4.   Karpometakarpalgelenk 2-5, Behandlung 51
4.4.   Daumen 51
4.4.1.   Traktion 54
4.4.2.   a-p-Verschiebung im Sattelgelenk 55
4.4.2.1. a-p-Untersuchung und -Mobilisation 55
4.4.2.2. a-p-Manipulation nach dorsal 55
4.4.2.3. a-p-Manipulation nach palmar 56
4.4.3.   Seitlicher Neigungsschub im Sattelgelenk 57
4.4.4.   a-p-Verschiebung zwischen Skaphoideum und Trapezium 57
4.4.5.   Schüttelungstraktion am Trapezium.................. 58
4.5.   Gelenke der Handwurzel 59
4.5.1.   Traktion 64
4.5.2.   Palmarverschiebung (mediokarpal).................. 66
4.5.2.1. Palmarverschiebung im ganzen Gelenk 66
4.5.2.2. Palmarverschiebung im radialen Gelenkanteil 67
4.5.3.   Dorsalverschiebung (radiokarpal) 68
4.5.3.1. Dorsalverschiebung, Untersuchung und Mobilisation 68
4.5.3.2. Dorsalverschiebungsmanipulation (radiokarpal) 69
4.5.4.   Lateralverschiebung nach radial 70
4.5.5.   Verschiebungen der einzelnen Handwurzelknochen...... 71
4.5.5.1. Untersuchung 71
4.5.5.2. Behandlung 72
4.5.5.3. Selbstbehandlung ....·... 73
4.5.6.   Schüttelnde Traktion der einzelnen Karpalverbindungen.. 73
4.5.7.   Traktionsmanipulation der Handwurzel 74
4.6.   Ellenbogengelenk 76
4.6.1.   Humeroulnare Distraktion bei rechtwinklig gebeugtem
          Ellenbogen 80
4.6.2.   Alternierende isometrische Flexion und Extension........ 81

4.6.3.   Seitliches Neigungsfedern am Ellenbogen 82
4.6.3.1.   Untersuchung 82
4.6.3.2.   Therapeutische Federung nach ulnar 83
4.6.3.3.   Therapeutische Federung nach radial 84
4.6.4.   Längszug am Radius 85
4.6.5.   a-p-Bewegungen am Radiusköpfchen................... 85
4.6.5.1.   Untersuchung 85
4.6.5.2.   Mobilisation 86
4.6.6.   Distales Radioulnargelenk 86
4.6.7.   Postisometrische Relaxationsmobilisation
           der Pronations- und Supinationseinschränkung.......... 87
4.6.7.1.   Postisometrische Relaxationsmobilisation in die Pronation 87
4.6.7.2.   Postisometrische Relaxationsmobilisation
           in die Supination 87
4.7.   Schultergelenk 88
4.7.1.   Traktion 100
4.7.1.1.   Traktion im Längsachsenzug 100
4.7.1.2.   Traktion nach postisometrischer Relaxation 101
4.7.2.   Dorsalverschiebung des Humeruskopfes................ 102
4.7.3.   Kombinationstechnik (dorsal-kaudal) 103
4.7.4.   Kombinationstechnik (Distraktion und Dorsalschub) 103
4.7.5.   Mobilisation von Funktionsbewegungen
           nach Muskelrelaxation 104
4.7.5.1.   Postisometrische Relaxationsmobilisation der Anteversion 106
4.7.5.2.   Postisometrische Relaxationsmobilisation der Abduktion 106
4.7.5.3.   Postisometrische Relaxationsmobilisation
           der Außenrotation 106
4.8.   Verbindungen des Schulterblatts mit dem Thorax 109
4.8.1.   Muskuläre Verbindung 109
4.8.1.1.   Weichteiltechnik in Bauchlage 110
4.8.1.2.   Weichteiltechnik in Seitenlage 111
4.8.2.   Sternoklavikulargelenk 112
4.8.2.1.   Untersuchung und Mobilisation 113
4.8.2.2.   Mobilisation und Manipulation....................... 114
4.8.3.   Akromioklavikulargelenk 114
4.8.3.1.   Traktion 115
4.8.3.2.   a-p-Verschiebung, Untersuchung und Mobilisation 116
4.8.3.3.   Kraniokaudale Verschiebung 117

5.   **Untersuchungs- und Behandlungstechniken
           an den unteren Extremitäten** 118

5.1.   Zehengelenke 119
5.1.1.   Distraktion am Grundgelenk......................... 120
5.1.1.1.   Distraktion in Rückenlage 120
5.1.1.2.   Distraktion in Bauchlage 121

5.1.2. a-p-Neigungsschub am Grundgelenk 122
5.2. Tarsometatarsalgelenke 122
5.2.1. Schüttelnde Traktion 124
5.2.2. Mobilisation der Metatarsalenköpfchen 125
5.2.3. a-p-Verschiebung der Lisfrancschen Reihe 126
5.2.4. a-p-Verschiebung am 1.–3. Strahl 126
5.2.5. a-p-Verschiebung am 4. und 5. Strahl 128
5.3. Verbindung zwischen Os naviculare und
Ossa cuneiformia 129
5.4. Chopartsche Gelenklinie 129
5.4.1. Untersuchung 131
5.4.2. Schüttelnde Traktion am Kuboid und Navikulare 131
5.4.3. a-p-Verschiebung (Dorsalschub der ganzen Reihe) 131
5.5. Unteres Sprunggelenk 132
5.5.1. Plantarschub im vorderen unteren Sprunggelenk 135
5.5.2. Medial- und Lateralduktion
im vorderen unteren Sprunggelenk 135
5.5.3. Plantarschub des Kalkaneus 136
5.5.4. Pronations- und Supinationsrotation des Kalkaneus 137
5.5.5. Kalkaneusdrehung nach innen und außen 137
5.5.6. Plantarzug am Kalkaneus 138
5.6. Talokruralgelenk 139
5.6.1. Distraktion 139
5.6.2. a-p-Verschiebung 140
5.7. Kniegelenk und Unterschenkelverbindungen 141
5.7.1. Traktion 143
5.7.2. a-p-Verschiebung 144
5.7.2.1. a-p-Verschiebung bei gebeugtem Knie 144
5.7.2.2. a-p-Verschiebung bei gestrecktem Knie 145
5.7.2.3. Passive Flexion 145
5.7.3. Seitliche Kniebewegungen 146
5.7.3.1. Laterolaterale Verschiebung 147
5.7.3.2. Seitliches Neigungsfedern nach medial 148
5.7.3.3. Seitliches Neigungsfedern nach lateral 149
5.7.4. Patellaspiel 150
5.7.5. Fibulaköpfchen 152
5.7.5.1. Schräge a-p-Verschiebung 152
5.7.5.2. Fibulamobilisation nach ventral 153
5.7.5.3. Fibulamobilisation nach dorsal 154
5.7.6. Malleolus der Fibula 154
5.8. Hüftgelenk 156
5.8.1. Distraktionszug in Schenkelhalsrichtung 166

5.8.2.   Längsachsentraktion der Hüfte...................... 168

6.   Indikationen und Kontraindikationen
          der Manuellen Therapie an den peripheren Gelenken.... 171
6.1.   Indikation 171
6.2.   Kontraindikation 174
6.3.   Zustände, die durch Manuelle Therapie
          nicht beeinflußbar sind 176
6.4.   Manuelle Mobilisation der peripheren Gelenke
          als krankengymnastisches Arbeitsgebiet............. 177
6.5.   Indikation für Selbstmobilisationsübungen 178
6.6.   Zusammenfassung 179

7.   Gelenk und Muskulatur, reflektorische Vorgänge 181
7.1.   Arthron 181
7.2.   Reflektorische Verbindungen zum Segment 182
7.3.   Bedeutung der Muskulatur für die Entstehung
          von Gelenkstörungen 184
7.4.   Schmerzhafte Muskelstörungen mit Beziehungen
          zu peripheren Gelenken............................. 185
7.5.   Zusammenfassung 187

8.   Literaturverzeichnis 188

9.   Sachwortverzeichnis 194

1. Grundlagen der Manuellen Therapie

1.1. Begriffsbestimmung

Die Manuelle Therapie befaßt sich mit der Behandlung von Bewegungseinschränkungen der Gelenke, soweit sie ihrem Wesen nach auf einer Störung der Funktion beruhen, d. h. reversibler Natur sind. Es ist eine Mechanotherapie, die nur mit der Hand ausgeführt werden kann. Die Behandlung mindert oder beseitigt die reversible Gelenksperre nachprüfbar.

Der Schmerz ist das Leitsymptom der reversiblen Bewegungsstörungen. Er schwindet bei richtiger Indikationsstellung mit der Wiederherstellung des vollen Bewegungsumfanges. Darin zeigt sich die Manuelle Therapie als Form der Reflextherapie.

Die Indikationsstellung beruht auf spezifischen, von der Manuellen Therapie entwickelten Untersuchungsverfahren, die deshalb unabdingbarer Bestandteil des Begriffes sind. International wird von Manueller Medizin gesprochen, wobei Diagnostik, Manuelle Therapie, Begleittherapie, Forschung und Lehre einbezogen werden. Etwa synonym wird der Begriff „Neuroorthopädie" benutzt.

Bei der Untersuchung (schmerzhaft) bewegungsgestörter Gelenke finden sich außer den organisch belegbaren Krankheitsprozessen (z. B. Rheumatoidarthritis) Störungen der Gelenkfunktion, bei denen eine solche Krankheit nicht oder nicht mehr vorliegt. Die Gelenkfunktionsstörung äußert sich als Hypermobilität oder Hypomobilität. Die Manuelle Therapie kann nur die letztere beeinflussen. Diese Störungen der Gelenkmechanik und ihre klinischen Bilder werden oft mit degenerativen Veränderungen der Gelenke in Zusammenhang gebracht, lassen sich aber auch an morphologisch völlig intakten Gelenken finden, beispielsweise bei Kindern und nach Ruhigstellungen. Derartige Störungen betreffen sowohl die Gelenke der Wirbelsäule als auch die Extremitätengelenke. Sie führen zu Schmerzen und einer Beschränkung der Gelenkbeweglichkeit, die allerdings oft nur durch gezielte Untersuchung erfaßbar wird. Der Schmerz läßt seine Beziehungen zum Gelenk nicht immer offen erkennen. Das gilt besonders für die vertebragenen Schmerzsyndrome.

Bewegungseinschränkungen peripherer Gelenke sind in der Krankengymnastik Gegenstand verschiedener Behandlungsverfahren. Wir haben daher den Unterschied zu erklären zwischen den herkömmlichen Behandlungsverfahren und den Methoden der Manuellen Therapie an den peripheren Gelenken, wie sie von den Ostopathieschulen entwickelt wurden und die hier dargestellt werden sollen.

1.2.   Gelenkuntersuchung und Gelenkspiel

Jedes Gelenk hat sein charakteristisches Bewegungsmuster mit einem mehr oder weniger großen Winkelumfang an Flexion, Extension, Ad- und Abduktion, Rotation. Die Bewegungsausschläge haben eine individuelle Norm, die durch Geschlecht, Alter und konstitutionelle Faktoren (Muskelruhespannung) beeinflußt wird. Die Zahlenwerte lassen sich am besten durch die Neutral-Nulldurchgangs-Methode dokumentieren. Für manche Gelenke zeigen sich erhebliche interindividuelle Differenzen. Die im technischen Kapitel genannten Zahlenangaben entstammen der Literatur und eigenen Erfahrungen. Bei Bewegungsstörungen, die vom Gelenk selbst verursacht werden, ist diese Gelenkbeweglichkeit immer wieder in charakteristischer Weise gestört. Stets ist die Beschränkung für eine bestimmte Richtung am stärksten und daher am frühesten erkennbar. Die übrigen Richtungen folgen in immer derselben Reihenfolge und Proportion. Cyriax hat dieses – für jedes einzelne Gelenk typische – Störungsmuster als „capsular pattern" *(Kapselmuster)* dem nicht artikulär verursachten Störungsbild (non capsular pattern) gegenübergestellt und beschrieben. Wenn uns die Untersuchung der Gelenkfunktion durch das Vorhandensein eines Kapselmusters auf eine gelenkeigene Störung hinweist, dann interessiert uns das *Gelenkspiel*[1], das von J. McM. Mennell beschrieben und röntgenologisch belegt wurde. Es läßt sich zu diagnostischen und therapeutischen Zwecken nutzen.

---

[1] Wir halten diese wörtliche Übersetzung des von Mennel geprägten Begriffes „joint play" für gut brauchbar, unmißverständlich und sehen keine Überschneidung mit anderen medizinischen Begriffen.

Zum Verständnis des Gelenkspiels seien zunächst die Vorgänge bei der normalen Bewegung näher betrachtet. Alle aktiv möglichen Bewegungen werden im Folgenden als *Funktions*bewegungen bezeichnet. Sie sind selbstverständlich auch passiv durchführbar. Ihr gemeinsames Charakteristikum ist die *Winkeländerung* zwischen den beiden Gelenkpartnern um eine, zwei oder alle drei Raumachsen. Dabei vermittelt die quere Achse die Flexion-Extension, die Längsachse die Rotation und die anteroposteriore (a-p) Achse die Seitbewegungen. Die sich berührenden Anteile der Knorpeloberfläche *verschieben* sich während einer Funktionsbewegung aufeinander in der Ebene, die der jeweiligen Funktionsbewegung entspricht (Abb. 1 a–c), Scharnierbewegung). Kaltenborn macht darauf aufmerksam, daß die Richtung der Verschiebung durch den *Gelenkbau* bestimmt wird. Wenn die distale Gelenkfläche konkav geformt ist, gleitet sie in der *Richtung* der Funktionsbewegung, beispielsweise die Basis der Grundphalangen bei Beugung nach palmar gegenüber dem Metakarpalenköpfchen. Wenn der distale Gelenkpartner konvex geformt ist, verschiebt er sich gegenüber dem proximalen entgegengesetzt zur Funktionsbewegung (Handwurzel gleitet gegenüber dem Radius bei Ulnarduktion nach radial). Diese Gleitbewegungen sind aktiv isoliert nicht durchführbar. Sie lassen sich aber passiv nachahmen, indem man *die beiden Gelenkpartner gegeneinander verschiebt, ohne ihnen eine Winkeländerung zu gestatten.* Dadurch kann die Muskulatur diese kleinen Gleitbewegungen nicht wesentlich beeinflussen.

Der Flexions-Extensionsbewegung entspricht im Gelenkspiel eine anteroposteriore (a-p) Parallelverschiebung (Abb. 1 d).

Den seitlichen Bewegungen (meistens Ab- und Adduktion) des Kugelgelenks entspricht eine Gelenkverschiebung in laterolateraler Richtung. Mit jeder Gelenkbewegung kommen Oberflächenbereiche neu miteinander in Berührung, und andere lösen ihren Kontakt. Daher gehört auch das Abheben der Gelenkflächen voneinander (Distraktion) zum Gelenkspiel. Weitere Einzelheiten werden unter 2.6. beschrieben (s. Abb. 3).

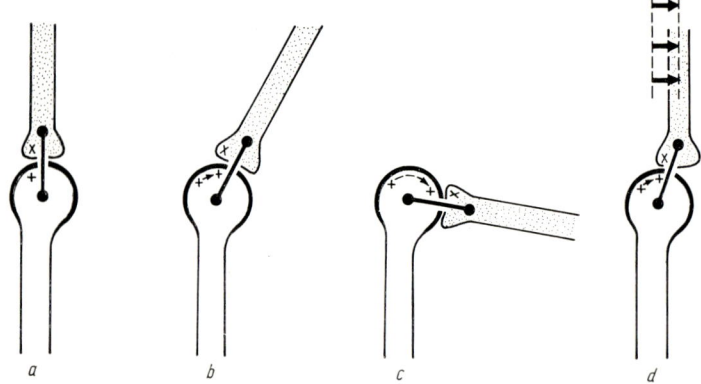

Abb. 1 Schematische Darstellung der Funktionsbewegung und des Gelenkspiels eines Scharniergelenks.

a) Ausgangsstellung, b) die Beugung mit kleinem Winkel zeigt eine kurze Verschiebe-strecke der Gelenkflächen, c) Endstellung der Beugung mit großer Strecke des durch-laufenden Gleitens, d) Nachahmung des Gleitens der Gelenkfläche (entsprechend b) durch eine Parallelverschiebung des distalen Gelenkpartners (Gelenkspiel).

1.3.   Funktionsgestörtes Gelenk, Blockierung

Bei passiver Ausführung einer normalen Funktionsbewegung ist das Ende immer weich begrenzt. Mit etwas verstärktem Druck läßt sich die Bewegung immer noch ein wenig über das Ende hinaus federn. Dagegen fühlen wir bei zarter Führung am Ende der gestörten Bewegungsrichtung abrupt einen harten Anschlag. Das Federn in der Endstrecke fehlt dann. An den Extremitäten-gelenken ist außerdem häufig eine Einschränkung der Funk-tionsbewegung in Winkelgeraden meßbar (Abb. 2 a–c). Das Bewegungsende empfindet der Patient als schmerzhaft. Dieser Schmerz entsteht bei gestörter Beweglichkeit auch bei passiven Bewegungsversuchen (Abb. 2 d) und warnt vor möglicher Trau-matisierung. Ziehen wir die passiv durchgeführten Gelenkspiel-bewegungen zur Untersuchung heran, dann finden wir regel-mäßig mit oder ohne Vergleich zur gesunden Seite eine Er-schwerung, Einschränkung oder gar Aufhebung des Gleitens und der Distraktion. Im Gegensatz zu den Funktionsbewegun-gen ist das Gelenkspiel sogar im bewegungsgehemmten Bereich meistens schmerzlos (Abb. 2 e). In der Störung des Gelenkspiels sehen wir das Wesen der reversiblen artikulären Bewegungsstörung, die als *Blockierung* (Zukschwerdt u. Mitarb. 1955) bezeichnet wird. Sie ist im manualtherapeutischen Sprachgebrauch das Ergebnis einer klinischen Untersuchung und nicht mit einem Beschwerdebild, z. B. einer akuten Bewegungssperre, gleichzusetzen.

Wenn wir die gehemmten Gelenkspielbewegungen mehrmals wiederholen, gleiten sie zunehmend leichter und sind schließlich ungehindert ausführbar. Die Störungen des Gelenkspiels lassen sich also mit den prinzipiell gleichen Handgriffen beheben, die auch zur Diagnostik benutzt werden. Ist die Restitution des Gelenkspiels auf diese Weise gelungen, dann zeigt uns die Nachprüfung eine Normalisierung der Funktionsbewegung. *Die Wiederherstellung des Gelenkspiels bedeutet also Beseitigung der Blockierung.*

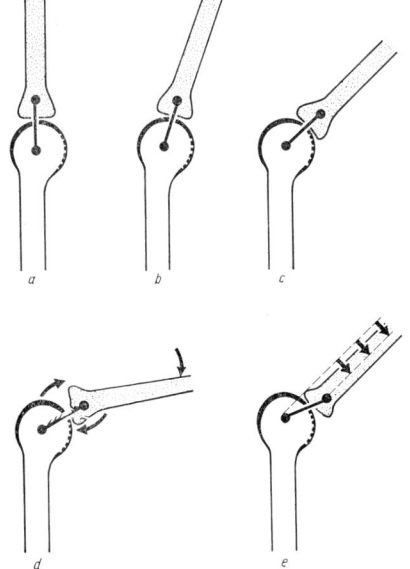

Abb. 2 Das funktionsgestörte Gelenk (der gestörte Bereich des Gleitvorganges wurde punktiert).

a) Gelenk in Ausgangsstellung, keine Fehlstellung,
b) Gelenkbewegung im ungestörten Bewegungsraum,
c) am Ende der freien Beweglichkeit gleiten die Gelenkflächen nicht weiter,
d) wird eine passive Funktionsbewegung z. B. bei der Behandlung erzwungen, entstehen Schmerzen, und das Gelenk kann sogar traumatisiert werden durch Aufeinanderpressen der Gelenkflächen, Überdehnung der Kapsel und Bänder,
e) die Parallelverschiebung vermeidet diese Gefahr, der Winkel bleibt unverändert wie in (c).

Die Gelenkfunktion kann aber auch im Sinne der Hypermobilität und *Lockerung* gestört sein. Diese Funktionsstörung hat ebenfalls oft pothogenetische Bedeutung. Der Schmerz entsteht dabei vorwiegend durch Bandüberlastung. Die Funktionsbewegung zeigt vergrößerte Ausschläge, und das Gelenkspiel ist vergrößert. Die Therapie erfordert ein anderes Vorgehen (s. 6.1.).

1.4.　　Ursachen der Gelenkblockierung

Die Ursachen, die zu einer Gelenkblockierung führen können, sind aus zahlreichen klinischen Erfahrungen gut bekannt. Nach Behandlung der Blockierung kann man bei weiterbestehender Ursache manchmal wie im Experiment erleben, wie die Gelenkstörung und mit ihr die Beschwerden rezidivieren. Die Kenntnis der Ursachen kann daher im Einzelfall prophylaktische Bedeutung haben.

1.4.1.　　Fehlbelastung

Die häufigste Blockierungsursache ist die Fehlbelastung (Fehlhaltung, -bewegung, Überlastung) des Gelenks. Das gilt vor allem für die Wirbelsäule und die tragenden Gelenke. Die Fehlbelastung kann vom Körper selbst verursacht sein (z. B. Asymmetrien, Hinken, muskuläre Inkoordination, Adipositas) oder von außen aufgezwungen sein (Arbeitshaltung, Schuhwerk). Die Beschwerden stellen sich meistens so allmählich ein, daß der Patient oft nicht weiß, wann er sie das erste Mal bemerkte. Manchmal zeigen sie einen deutlichen Zusammenhang mit der pathogenen Situation. Wenn diese erkannt wird, muß ihre Beseitigung angestrebt werden.

1.4.2.　　Gelenktrauma

Das Gelenktrauma ohne strukturelle Verletzungen stellt an den peripheren Gelenken wie an der Wirbelsäule ein großes Kontingent an Blockierungen. Es handelt sich meist um sog. Bagatelltraumen (vor allem beim Sport). Aber auch ein Vertreten, Vergreifen und andere ungeschickte Bewegungen können am Anfang der Beschwerden stehen. Sie seien hier erwähnt, weil es fließende Übergänge zum typischen Unfallereignis gibt. Die traumatologische Untersuchung einschließlich der Weichteilpalpation in der Gelenkumgebung zeigt in diesen Fällen außer dem Bewegungsschmerz keine Auffälligkeiten. Die denkbare strukturelle Schädigung ist so gering, daß sie von den diagnostischen Methoden nicht erfaßt wird. Klinisch besteht eine reine Funktionsstörung, die durch die Gelenkspieluntersuchung nachgewiesen werden kann.

1.4.3.   Strukturelle Gelenkveränderungen

Restzustände nach strukturellen Gelenkerkrankungen und -verletzungen sind an den peripheren Gelenken häufiger als an der Wirbelsäule Ursache von manuell behandelbaren Blockierungen. Abgeheilte, vor allem rheumatische Entzündungen und die verheilten Gelenkverletzungen hinterlassen Blockierungen der Gelenkfunktion. Das Gelenktrauma kann allerdings durch Weichteilläsionen auch direkt zur Lockerung führen, die manchmal nur in ganz bestimmten Prüfungsrichtungen erkennbar (z. B. am Kniegelenk) wird.

In dieser Ursachengruppe ist auch das „degenerativ" morphologisch veränderte Gelenk einzuordnen. Gleichgültig, welche Ursache die Arthrose ihrerseits hat, wird sie bei entsprechender Ausprägung von (rezidivierenden) Blockierungen – manchmal auch Lockerungen – des Gelenks begleitet, die den Schmerz verursachen.

Dabei sind die Verformung der Gelenkoberflächen und die Verschmälerung des Gelenkspalts mit der Störung der Funktion korrelierbar, während randständige Gelenkkantenverformungen kaum Beziehungen zu Funktionsstörungen und damit zum klinischen Bild erkennen lassen. Grobe Gelenkdeformierungen engen regelmäßig den Bewegungsraum auf Grund der veränderten Gleitflächenkonstruktion mechanisch ein. Die verbliebene Gelenkbeweglichkeit ist meistens – aber nicht immer – in einzelnen Richtungen durch Blockierungen noch weiter eingeschränkt. Diese zusätzliche reversible Bewegungsminderung wird manchmal nur durch den Therapieerfolg beim Mobilisationsversuch erkennbar.

Allerdings muß man auch bei deformierenden Arthrosen mit grober Einschränkung des Bewegungsraumes (sogar am Hüftgelenk) manchmal mit *hypermobilen* Gelenkspielrichtungen rechnen. Darauf hat sich das therapeutische Vorgehen einzustellen.

2*

1.4.4.   Ruhigstellungen

Daß Ruhigstellungen (Gipsverband) zu revresiblen Bewegungseinschränkungen (Blockierung) führen, ist eine bekannte Tat-
sache. Da es sich hier häufig um intakte Gelenke handelt, führt
die Behandlung rasch und nachhaltig zum Ziel.

1.4.5.   Reflektorische Entstehung

Die reflektorische Entstehung von Blockierungen an den Extremitäten ist, im Gegensatz zu den Verhältnissen an der Wirbelsäule, eine Ausnahme. Die Möglichkeit scheint aber doch ge-
sichert zu sein (z. B. Fibulaköpfchen beim Radikulärsyndrom S_1).

1.5.   Substrat der Blockierung

Das Substrat der Blockierung muß im Gelenk selbst gesucht werden[1]. Es muß in der Lage sein, die Gleitvorgänge im Gelenk
reversibel zu hemmen oder aufzuheben, wobei die Reversibilität
auch bei jahrelangem Bestehen erhalten bleibt. Es bestehen verschiedene Modellvorstellungen über dieses Substrat. Emmingers
Theorie über die Einklemmung meniskoider Gelenkstrukturen
scheint nach den Untersuchungen von Kos und Wolf derzeit am
ehesten in der Lage zu sein, die klinischen Phänomene zu erklären.

1.6.   Auswirkungen der Blockierungen

Jede Bewegung setzt in ihrem Ablauf Bänder und Kapselanteile
unter Spannung und entspannt andere. Bei ungestörtem Bewegungsablauf wird diese Anspannung vom Nervensystem als
adäquat registriert. Bei dem durch eine Blockierung veränderten
Bewegungsablauf sind wahrscheinlich pathologische Band- und
Kapselspannungen für die nozizeptiven Signale aus den Ge-
lenkrezeptoren verantwortlich, die als Schädigungsreiz registriert und reflektorisch beantwortet werden (s. 7., S. 181) und
die bei Überschreiten einer individuellen Schwelle vom Gehirn
als Schmerz interpretiert werden. Der Schmerz ist der häufigste

---

[1] Daß die Blockierung ihrem Wesen nach eine artikuläre und nicht muskuläre Störung ist, zeigte K. Lewit an der Halswirbelsäule von Patienten unter Intubations-
narkose und Myorelaxantien. Z. Orthop. u. Grenzgebiete **105** (1968), 150—158.

Grund, weshalb Patienten mit Funktionsstörungen des Bewegungssystems medizinische Hilfe suchen.
Das Defizit der Bewegung wird bei Gelenkketten durch Hypermobilität in Nachbargelenken kompensiert (JIROUT, 1966). Das
gilt für die Wirbelsäule, anscheinend aber auch für die Hand-
und Fußwurzel. Diese Hypermobilität ist dann manchmal für die
Schmerzentstehung bedeutungsvoller als die Blockierung selbst.
Ihre Behandlung wird aber nur durch Beseitigung ihrer Ursache
möglich.
Jede Gelenkfunktionsstörung wirkt *reflektorisch* auf die zum Gelenk gehörige Muskulatur zurück. Der Hartspann dieser Muskeln und die Maximalpunkte ihrer gelenknahen Ansätze sind
sowohl am subjektiven Schmerz als auch an der Bewegungseinschränkung des Gelenkes beteiligt. Aus diesem Grunde setzt
sich das Untersuchungsergebnis bei der Blockierungsdiagnose
immer aus der Gelenkstörung und einer unterschiedlich ausgeprägten Muskelspannung zusammen. Es ist manchmal vorteilhaft, diese Reflexvorgänge vor der Gelenkmobilisation zu behandeln.

1.7.   Zusammenfassung

Die Manuelle Therapie befaßt sich mit den schmerzhaften Funktionsstörungen des Bewegungssystems (funktionelle Pathologie
des Bewegungssystems). Wichtiger Bestandteil ist die Untersuchung und Behandlung von (reversiblen) Gelenkfunktions-
einschränkungen mit Hilfe gezielter Handgriffe, die zur Erkennung bzw. Wiederherstellung des Gelenkspiels geeignet sind.
Das Gelenkspiel ist Bestandteil jeder Funktionsbewegung. Das
regelrechte Gelenkspiel ist unabdingbare Voraussetzung für die
ungestörte Funktionsbewegung.
Die reversible Bewegungshemmung (Blockierung) des Gelenks
ist in ihrem Wesen eine Störung des Gelenkspiels, mit dessen
Restitution sich die Gelenkfunktion normalisiert.
Die manuellen Techniken, die das Gelenkspiel benutzen, sind
sowohl zur Untersuchung als auch zur Behandlung geeignet.
Sie geben uns Informationen, die die sonst übliche Diagnostik
nicht zu geben vermag, und sie ermöglichen bei korrekter Indikation eine schmerzlose, schonende und rasche Behebung der
Funktionsstörung, falls diese überhaupt reversibel ist.

Ursache einer Blockierung können Fehlbelastungen, Traumata, Restzustände nach strukturellen Gelenkerkrankungen, Ruhigstellungen oder auch reflektorische Vorgänge sein.

Über das Substrat der Blockierung bestehen verschiedene Modellvorstellungen. Es ist im Gelenk selbst zu suchen.

2. Stellung des Gelenkspiels in der Untersuchung der Gelenke

Im Untersuchungsgang eines Gelenks folgen aufeinander: Inspektion und Palpation (s. 2.1.), aktive (s. 2.2.) und passive (s. 2.3.) Funktionsbewegungen, die isometrische Spannung gegen Widerstand (s. 2.4) und abschließend die Untersuchung der Gelenkspielbewegungen (s. 2.6). In manchen Fällen wird die Testung der Muskulatur (s. 2.5.) erforderlich sein. In der Darstellung beschränken wir uns jeweils auf den Ausschnitt, der mit den hier therapeutisch interessierenden Funktionsstörungen zusammenhängt.

2.1. Inspektion und Palpation

Bei der *Inspektion des Gelenks* achten wir vor allem auf morphologische Auffälligkeiten. Zeichen, die auf eine morphologisch faßbare Erkrankung des Gelenks hinweisen und dabei etwas über deren Aktualität aussagen, haben für das Vorgehen bei der Mobilisationsbehandlung oder als Warnung vor mobilisierenden Maßnahmen Bedeutung. Der Zustand der Haut gestattet andererseits auch Rückschlüsse auf die Trophik und die vegetativ-vasomotorische Reaktionsbereitschaft des Organismus.
Zur Inspektion gehört auch, daß wir uns vom Patienten genau die Schmerzlokalisation zeigen oder auf der Haut umgrenzen lassen und uns nicht mit einem unbestimmten Hinweis begnügen.
Palpatorisch prüfen wir zuerst mit der Rückseite der Finger Temperaturauffälligkeiten der Haut über dem Gelenk. Das weitere Vorgehen entspricht im wesentlichen den Regeln der physiotherapeutischen *Gewebsbefundaufnahme*. Die Weichteile der Gelenkumgebung werden palpiert und Gelenkergüsse, Schwellungen der Gelenkkapsel oder im periartikulären Gewebe gesucht. Die für das Gelenk typischen Maximalpunkte sind zu überprüfen und die Stellen zu palpieren, die der Patient als umschrieben schmerzhaft zeigte. Spannungsveränderungen der

Haut und Unterhaut („Zonen") und der zum Gelenk gehörigen
Muskulatur werden palpiert. Besondere Beachtung verdienen
die Muskel- und Sehnen*ansätze*.

2.2.   Aktive Bewegungsuntersuchung

Anschließend lassen wir vom Patienten die diagnostisch entscheidenden Bewegungen des Gelenks jeweils bis zu ihrem
Ende aktiv ausführen. Dabei wird die Einschränkung und/oder
Schmerzhaftigkeit bestimmter Richtungen deutlich. Wir fordern
den Patienten auch auf, die für ihn schmerzhafte Bewegung vor-
zuführen, wobei wir darauf achten, ob der Schmerz erst am Ende
der Bewegung oder schon früher im Bewegungsablauf erscheint
und ob er bei Weiterführung überwunden wird und wieder ver-
schwindet. Dann ist nur ein bestimmter Winkelbereich der Bewegung schmerzhaft („painful arc" − Schmerzwinkel − nach
Cyriax). Das Bewegungsausmaß kann normal sein. Dieser Befund beruht auf Ursachen, die nicht in der Gelenkmechanik liegen, z. B. beim Bandscheibenprolaps der Lendenwirbelsäule
oder einer Bursitis subacromialis. Die dabei auftretenden Bewegungsstörungen entsprechen nicht dem Kapselmuster, da der
extraartikuläre Schmerz als übergeordnetes Prinzip die Gelenkmechanik unterdrückt.
Es wird allgemein empfohlen, als Regel die *aktiven* Gelenk-
bewegungsausschläge zu messen und zu dokumentieren. Die
Mitarbeit des Patienten ist dabei ein variierender Faktor, denn
das Bewegungsende ist kein fester Punkt, und vergleichbare
Meßwerte fordern einen präzisen Bewegungsablauf. Dem können viele Patienten nicht gerecht werden.

2.3.   Passive Prüfung der Funktionsbewegungen

Die passive Prüfung hat zwei Aufgaben: Erstens die Messung
des quantitativen Bewegungsausschlages als Dokumentations-
grundlage, und zweitens die qualitative Prüfung des Bewegungsendes („Anschlag"). Die Messung oder Schätzung[1] des

---

[1] Das Schätzen eines Bewegungswinkels zeigt keine größere Fehlerbreite als das
Messen. Es ist deshalb dem umständlichen Messen vorzuziehen. Kirsten, H.: Z. Orthop.
u. Grenzgebiete **107** (1970), 208−213.

Bewegungsausschlages wird am übersichtlichsten nach dem Prinzip der Neutral-Nulldurchgangs-Methode dokumentiert. Für Verlaufsbeurteilungen und Begutachtungen ist sie besonders geeignet und wird deshalb im technischen Teil auch für die Normwertangaben benutzt. Es bleiben aber zwei Probleme bei der Gelenkmessung. Zum einen sehen wir die Schwierigkeit bei einigen klinisch besonders wichtigen Gelenken (Hüfte, Schulter) in der beschränkten Standardisierbarkeit (variable Becken- und Skapulastellung). Zum anderen sind im Fall der Schmerzhaftigkeit die Ausgangspositionen für die Messung oft nicht mehr einstelbar. Damit verlieren die *Zahlen* an diagnostischem Gewicht gegenüber qualitativen Befunden. In der Einschränkung der verschiedenen Bewegungsrichtungen eines Gelenks ergeben sich Unterschiede, deren gegenseitiges Verhältnis diagnostische Schlüsse erlaubt. Die eigentlichen Gelenkstörungen (Gleitvorgänge, Kapselschrumpfung) führen zu einem für jedes Gelenk charakteristischen Störungsmuster (Kapselmuster, s. 1.2.), bei dem immer eine Richtung am stärksten behindert ist und die anderen in stets derselben Abstufung weniger eingeschränkt folgen.

Das Kapselmuster fehlt bei Erkrankungen extraartikulärer Strukturen, bei intraartikulären freien Körpern, auch Meniskusläsionen, bei traumatischer Deformierung des Gelenks, d. h. in den Fällen, die nicht den eigentlichen Gelenkmechanismus betreffen. Die gestörte Bewegungsrichtung ist dabei untypisch („non capsular pattern"). Die weitere Diagnostik hat dann die jeweils gestörte Struktur (z. B. eine Sehnenläsion mit Hilfe isometrischer Muskelanspannung, s. 2.4.) herauszufinden, um sie spezifisch zu behandeln. Nur im Fall des „Kapselmusters" werden wir die Prüfungen des Gelenkspiels anschließen.

Bei bestimmten Funktionsbewegungen weist die (reflektorische) Einschränkung auf ganz bestimmte, manchmal entfernte Störungen hin. Wir nutzen sie als orientierende Tests. Die qualitative Veränderung des Bewegungsendes, der „harte Anschlag", ist bei bestimmten Richtungen auch ohne meßbare Bewegungseinschränkung zuverlässiges Zeichen einer Funktionsstörung. Oft spielen verspannte Muskeln eine Rolle in der Entstehung des Phänomens.

2.4.   Isometrische Spannungen gegen Widerstand

Zur Diagnostik gehören auch immer isometrische Muskelanspan-
nungen gegen Widerstand, sie provozieren den Schmerz, der
aus dem Muskel, der Sehne, dem Sehnenansatz stammt. Das hat
vor allem in der Sportmedizin und Traumatologie Bedeutung.
Bei der Untersuchung muß das Gelenk völlig unbewegt bleiben
(Vermeidung des Gelenkschmerzes). Der Untersucher wird in
den verschiedenen Richtungen beachten, ob ein Schmerz auftritt,
und ihn dann dem entsprechenden Muskel bzw. der Sehne zuordnen können.
Der Schmerz bei isometrischer Spannung läßt sich nur bei Läsionen des Muskels, der Sehne oder ihres Ansatzes (Enthesopathie)
auslösen. Myogelosen, Hartspann, Maximalpunkte am Ansatz
sind zwar druckempfindlich, zeigen aber keinen Schmerz bei
aktiver Anspannung. Passive Dehnung des Muskels kann dabei
einen Spannungsschmerz auslösen.
Die wirksamste Behandlung dieser Muskelspannungsschmerzen
ist die Relaxation des Muskels nach minimaler isometrischer Anspannung (s. 7.). Ähnlich wirksam zeigt sich die technisch weniger schwierige Prokaininfiltration (0,5 %) oder Nadelung des
Maximalpunktes. Immer ist das Auffinden der Ursache dieser
Läsionen und bei Funktionsstörungen oder muskulären Inko-
ordinationen deren gezielte Behandlung von Bedeutung für die
Prognose. Alle ungezielten Formen der Bewegungsbehandlung
sind kontraindiziert.

2.5.   Untersuchung der Muskelfunktion

Funktionsänderungen der Muskulatur stehen als Ursache oder
Folge in engem Zusammenhang mit Gelenkstörungen. Sie können Bewegungsstörungen hervorrufen, die fälschlich auf das
Gelenk bezogen werden. Die Prüfung der Muskelfunktion gehört deshalb zumindest bei der Erstuntersuchung und nach Abschluß der Behandlung in den Untersuchungsgang des Gelenkes. Dabei interessieren nicht nur die neurologischen Lähmun-
gen und Tonusabweichungen, sondern auch die peripher
reflektorischen Veränderungen (Hemmung und Hartspann) und
die zentralen, bedingt reflektorischen Störungen im Gleichgewicht zwischen zur Abschwächung neigenden und zur Verkürzung neigenden Muskelgruppen (Janda).

Neben der üblichen Muskelfunktionsprüfung der kraftgeminder-
ten Muskulatur (Muskeltest) ist deshalb die von Janda (1969,
1972) erarbeitete Prüfung der Muskelverkürzung in manchen
Fällen der einzige Schlüssel zum Verständnis einer Bewegungsstörung.

2.6.   Prüfung des Gelenkspiels

Wenn ein Bewegungsschmerz oder eine aktive und passive Bewegungseinschränkung auf die Störung des eigentlichen Gelenks hinweisen, dann wird das Gelenkspiel geprüft. Die Untersuchung dieser wenige Millimeter großen widerstandslosen
Gleitverschiebung erfolgt immer mit *minimaler* Kraft. Die untersuchenden Hände greifen so nahe wie möglich am Gelenkspalt
mit weich palpierendem Kontakt die beiden Gelenkpartner.
Weichteilverschiebungen werden durch ständiges Tasten erkannt
und vermieden. Der Druck in der Verschiebungsrichtung darf
erst einsetzen, wenn der Kontakt am Gelenk unverschieblich
sicher ist. Dann genügt ein Minimaldruck, um die kleine Bewegung zu erzeugen. Läßt sie sich nicht widerstandslos ausführen,
handelt es sich entweder um eine Blockierung oder einen technischen Fehler. Der häufigste Fehler ist ein von vornherein zu
großer Druck, wodurch das Gelenkspiel schon vor der Untersuchung in der Endstellung erschöpft wurde.
Kaltenborn betonte, daß die Richtung der Gleitbewegungen im
Gelenk vom Gelenkbau abhängt: Die konkav geformte Gelenk-
oberfläche verschiebt sich auf ihrer Partnerfläche immer in der
Richtung der Funktionsbewegung, die konvex geformte immer
in der Gegenrichtung. Für die Untersuchung und Behandlung
wird an den meisten Gelenken die Verschiebung des distalen
Gelenkpartners verwendet, dessen anatomische Gestalt deshalb besondere Bedeutung hat. In Korrelation zu seinen Funktionsbewegungen hat jedes Gelenk dem anatomischen Bau entsprechend charakteristische Richtungen des Gelenkspiels (Mennell), die für *diagnostische und therapeutische Zwecke* benutzt
werden können (Abb. 3a–i).

1. Der *Traktionszug* (s. Abb 3a) vermindert den Auflagedruck
    der Gelenkflächen aufeinander. Er sollte jede andere Ge-

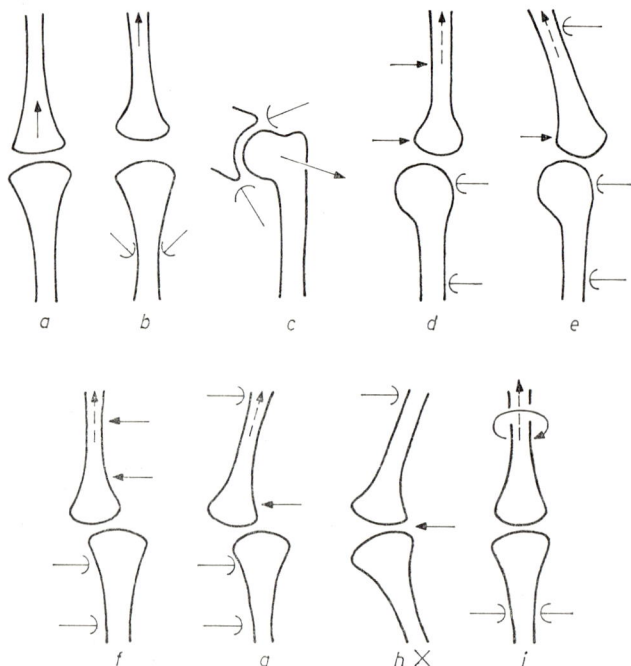

→ Richtung des Bewegungsschubes

⟶⟩ Richtung des Fixationskontaktes (keine Bewegung)

✕ nicht manuelle Fixation

Abb. 3 Schematische Darstellung der Möglichkeiten des Gelenkspiels in den 4 Richtungen.

Der Traktionszug (a) führt zur Distraktion der Gelenkflächen (b, c). Die Bewegungen in der anteroposterioren (a-p-)Richtung werden in Seitenansicht gezeigt als a-p-Parallelverschiebung nach dorsal (d) oder als a-p-Neigungsschub nach dorsal (e). Die Bewegung in lateraler Richtung in der Aufsicht des Gelenks: laterolaterale Parallelverschiebung (f), aterolateraler Neigungsschub (g) und Seitfederung (h). Die Rotation ist in der Aufsicht dargestellt (i). Erklärung der Zeichen, die in den Abbildungen des technischen Teils wiederkehren.

lenkspielbewegung, besonders bei therapeutischem Vorgehen, begleitet. Bei der _Distraktion_ (s. Abb. 3 b, c) werden die Gelenkflächen voneinander abgehoben. Im Moment des Auseinanderweichens entsteht meistens ein knackendes Geräusch. Bei kleineren Gelenken (Fingergrundgelenke) kann die Distraktion über einige Zeit gehalten werden. Sollmann und Kaltenborn (1974) konnten röntgenkinematographisch das Vakuumphänomen bei der Distraktion auch an den größeren Gelenken (Hüftgelenk) eindrucksvoll zeigen. Weber (1974) belegte es mit gehaltenen Aufnahmen (s. Abb. 102, S. 164).

2. Die *anteroposteriore (a-p-) Parallelverschiebung* (s. Abb. 3 d) erfüllt diagnostische und therapeutische Aufgaben. Für diagnostische Zwecke werden die Partner unter leichtem Traktionszug ohne Kraft mit geringfügigem Bewegungsausschlag gegeneinander bewegt, und dabei wird der Widerstand als diagnostisches Kriterium palpiert. Für therapeutische Zwecke ist der a-p-Neigungsschub wirksamer (s. Abb. 3 e).

3. Die *laterolaterale* Bewegung kann als *Parallelverschiebung* (s. Abb. 3 f) oder auch als therapeutischer *Neigungsschub* (s. Abb. 3 g) unter Traktionszug ausgeführt werden. Sie ist den seitlichen Duktionsbewegungen zugeordnet.

4. An Scharniergelenken ist ein *Seitneigungsfedern* (s. Abb. 3 h) mit seitlicher Öffnung des Gelenkspalts möglich. In Streckendstellung ist jedes Gelenk durch Bänder gesperrt. Seitbewegung in dieser Stellung bedeutet deshalb Bandprüfung. Für die Untersuchung und Behandlung der Gelenkfunktion müssen die Bänder durch 10–20° Beugung entspannt werden. Der Bewegungsdruck richtet sich genau von der Seite gegen das Gelenk, ohne die Beugungsstellung zu verändern. Dabei ist keine Verschiebebewegung, sondern nur ein unterschiedlicher, federnder Widerstand sofort am Anfang der Bewegung spürbar. Zur Beurteilung ist deshalb Seitenvergleich ratsam.

5. Die *Rotation* um die Achse des distalen Gelenkpartners (s. Abb. 3 i) ist am Einzelgelenk häufig schmerzhaft und diagnostisch unbrauchbar. Obwohl sie zu den Gelenkspielbewegungen gerechnet wird, können wir sie auch therapeutisch nicht empfehlen. Rotationen in Gelenkreihen (Pro/Supination) sind Funktionsbewegungen und haben gelenkmechanisch andere Abläufe.

In der genannten Reihenfolge sollen in den technischen Kapiteln 4. und 5. die am jeweiligen Gelenk möglichen Behandlungsrichtungen besprochen werden. Die Reihenfolge sagt also nichts über die Bedeutung und das Vorgehen am Einzelgelenk aus.

Der *Untersuchende* achtet zunächst darauf, daß dieses Gelenkspiel schmerzfrei gelingt. Dann werden die Aufhebung oder
Einschränkung im Bewegungsausschlag und der erhöhte Widerstand, der sich bei der Prüfung zeigt (Vergleich zur Gegenseite),
als Kriterien der Störung bewertet. Der *Untersucher darf dabei
nicht der Verführung nachgeben, gegen den höheren Widerstand stärker zu drücken.* Er soll ihn nur registrieren. Der mini-
male Palpationsdruck muß auch für die Therapie beibehalten
werden.

2.7.   Bewegungsführung

Je nach der erwarteten Information werden die Testbewegun-
gen in unterschiedlicher Weise durchgeführt. Fehler der Bewegungsführung können die Ergebnisse erheblich stören.
Bei der *orientierenden Gelenkuntersuchung* interessiert der
Widerstand in der Endstrecke und/oder der Gesamtausschlag.
Die Bewegung wird deshalb bis an einen immer gleichen leichten Widerstand herangeführt und der *Ausschlag* im Vergleich
zur Gegenseite (oder Gegenrichtung) abgeschätzt. Dann erst
wird der „Anschlag" durch zartes *tastendes Heranziehen* an das
Ende geprüft. Mehrfaches Federn bringt keinen Vorteil, aber
manchmal Schmerz. Die *Gelenkausschlagmessung* führt das Gelenk in allen prüfbaren Richtungen an den gleichen leichten
Endwiderstand heran und mißt in dieser Stellung den von der
Nullstellung her durchlaufenen Winkel.
Die *Gelenkspieluntersuchung* prüft in der Ausgangsstellung
ohne Winkeländerung der Gelenkpartner nach palpatorischem
Beiseiteschieben der Weichteile, ob mit minimaler Kraft eine
widerstandslose Verschiebung der Gelenkflächen aufeinander
möglich wäre. Der Ablauf ist Eintasten – Verschieben, zur Kontrolle vielleicht nochmals Eintasten – Verschieben, aber keine
Mehrfachfederung hintereinander.
Zur Prüfung der *Schmerzhaftigkeit in der Endstrecke* des Gelenks
bringt man das Gelenk in leichte Vorspannung, wie bei der An-
schlagprüfung. Von dort aus wird einmal darüber hinaus gefedert. Schmerzhaftigkeit ist in der Regel mit höherer Spannung
am Anschlag verbunden.
Um die *Schmerzhaftigkeit eines Bandes* zu prüfen, wird das
Band zunächst in leichte Vorspannung gebracht. Von dort aus

hält man die Spannung für einige Sekunden. Federnde Spannungserhöhung löst den Bandschmerz nicht aus.

Wenn die *Schmerzhaftigkeit von Muskel und Sehne* geprüft werden soll, muß der Patient in der schmerzfreien Entlastungsstellung des Gelenkes eine isometrische Anspannung des Muskels unter Vermeidung von Gelenkbewegungen ausführen. Durch Fixation wird sowohl die Bewegung verhindert als auch ein geeigneter Widerstand gegen die Muskelanspannung ermöglicht.

Bei der *Kraftprüfung des Muskels* muß über das volle Ausmaß der Bewegung ein gleichbleibender Widerstand gegeben werden. Für die Teststufen 4 und 5 der internationalen Einteilung leistet der Untersucher einen mit der aktiven Bewegung mitgehenden leichten oder starken Widerstand am distalen Gelenkpartner.

Wird die Dehnbarkeit der zur *Verkürzung neigenden Muskeln* geprüft, *führt* der Untersucher aus der geeigneten Ausgangsstellung den distalen Gelenkpartner *langsam* an die Endstellung. Wie bei der Untersuchung der Gelenkendstrecke wird der am Ende vorhandene Widerstand getastet. Er darf aber nicht nachgefedert werden (Eigenreflex!).

2.8. Zusammenfassung des Untersuchungsablaufs zur Erkennung funktioneller Gelenkstörungen

(Der Pfeil bezeichnet den nächsten Untersuchungsgang, die Zahlen verweisen auf die entsprechenden Kapitel.)

2.1.   Inspektion und Palpation des Gelenks zum Ausschluß organischer Gelenkerkrankungen, die eingehendere Diagnostik erfordern. Am äußerlich unauffälligen Gelenk → 2.2.

2.2.   aktive Bewegungen (Funktionsbewegungen)

2.2.1. schmerzhaft am Bewegungsende (→ 2.3., 2.4.) oder als Schmerzwinkel (evtl. → 2.4.)

2.2.2. schmerzfrei gehemmt → 2.3. (evtl. → 2.5.)

2.3.   passive Funktionsbewegungen

2.3.1. schmerzhaft
        – ohne Bewegungsbehinderung → 2.4.
        – mit Bewegungshinderung

         — ohne Kapselmuster, macht immer eingehende Dia-
           gnostik erforderlich, auch → 2.4.
         — mit Kapselmuster → 2.6.

2.3.2.   schmerzlose Bewegungseinschränkung
         — im Kapselmuster → 2.6.
         — ohne Kapselmuster: dann immer eingehende klinische
           Untersuchung, auch → 2.5.2.

2.4.   Isometrische Spannung gegen Widerstand, die schmerz-
         provozierende Richtung weist auf den betroffenen Mus-
         kel (dessen Sehne) hin. Bei schmerzhaft verspannten
         Muskeln (trigger points, Myogelosen): Schmerz bei Pal-
         pation, Anspannungsprüfung, Dehnbarkeitsprüfung

2.5.   Muskeluntersuchung

2.5.1.   aktiv: gehemmte, gelähmte Muskulatur, schmerzfrei!

2.5.2.   passiv: verkürzte Muskulatur (Janda), schmerzlos oder
         Spannungsgefühl.

2.6.   Untersuchung des Gelenkspiels: erschwert?, einge-
         schränkt?, gelockert?, schmerzhaft?

3. Technische Grundregeln für die Untersuchung des Gelenkspiels und seine Wiederherstellung

Die Untersuchungs- und Behandlungsverfahren im Gelenkspiel erfordern vor allen Dingen eine sehr exakte Technik. Fehlerhafte Ausführung oder schon die Nichtbeachtung scheinbar nebensächlicher Einzelheiten können die Ursache für Fehlschläge sein. Aus diesem Grund lassen sich die Techniken auch *nicht allein nach Bild und Wort, sondern nur in der praktischen Ausübung unter korrigierender Aufsicht erlernen.* Erst nach Erwerb von Grundkenntnissen wird man seine Technik auch aus der Literatur weiter verbessern können. Einige Regeln sind in jedem Fall zu beachten.

3.1. Ausgangsstellung des Patienten und des Behandlers

Die Ausgangsstellung soll dem Patienten völlige Entspannung ermöglichen, zumindest die Extremität entspannen. Das Gelenk muß dabei für den Behandler[1] bequem erreichbar sein. Für viele Gelenke ist das nur im Liegen möglich (Schulter und untere Extremitäten). Ellenbogen, Hand und Finger erlauben dagegen sitzende Stellung. Hand und Finger benötigen aber meistens eine feste Unterlage zur Abstützung, manche Gelenke lassen sich gegen den Körper des Behandlers abstützen.

Der Behandler muß bei der Wahl seiner Ausgangsstellung bereits den ganzen Bewegungsablauf bedenken und von vornherein für alle Phasen sicher stehen. Seine Haltung muß bequem sein, damit sie ihm Entspannung und lockere Bewegungen gestattet.

---

[1] Wir werden auch vom „Behandler" sprechen, wenn es sich um Untersuchungstechniken handelt, die gleichzeitig Behandlungstechniken sind.

3.2.   Gelenkstellung

Das Gelenk darf sich nie in einer Endstellung befinden, um Kapsel- oder Bänderspannung zu vermeiden. Ausnahmen ergeben sich, wenn wir das Ende der verbliebenen Beweglichkeit als Vorspannung benutzen und wenn bei groben Bewegungshemmungen der eingeengte Bewegungsraum ein Abgehen von der üblichen Ausgangsstellung erzwingt.

3.3.   Kontakt am Gelenk

Die beiden artikulierenden Knochen werden so nahe wie möglich am Gelenkspalt gefaßt (Kontaktnahme). Dazu dienen vor allem Daumen und Zeigefinger, Daumenballen, Handwurzel und Ulnarkante der Hand. Es soll nicht über zwei Gelenke gearbeitet werden. In der Regel wird der eine Gelenkpartner, meistens der proximale, mit einer Hand fixiert. Er wird mit genügend breitflächigem Kontakt ohne Druck schmerzlos gehalten und gegen eine Unterlage abgestützt, um jede Ausweichbewegung sicher zu vermeiden. Der andere Gelenkpartner, meist der distale, wird genauso sicher gefaßt und dagegen bewegt. Die Art des Kontaktes muß eine genaue Führung der Bewegungsrichtung ermöglichen und unkontrollierbare Wackelbewegungen vermeiden lassen.

3.4.   Ausführung der Bewegung

Der Bewegungsimpuls kommt dabei nicht aus den Fingern oder aus der Hand, sondern nach Möglichkeit aus dem Arm oder sogar aus dem Körper. Die Kontakthand wird gestreckt in der Verlängerung des Unterarmes gehalten. Dadurch können die Bewegungen mit einem Minimum an Kraft ausgeführt werden, wobei weder der Patient noch der Behandler sich anstrengen oder gar in Schweiß kommen. Das setzt wieder die richtige Ausgangsstellung des Patienten und Behandlers voraus. Jede Unbequemlichkeit der Haltung führt zur Verkrampfung und zu erhöhtem Krafteinsatz. Der Patient spannt unwillkürlich gegen jede Bewegung, wenn der Behandler nicht entspannt ist. Die Sicherheit der kraftlos lockeren und eleganten Bewegung führt im Gegensatz dazu auch bei Patienten zu der vertrauenden Ent-

spannung, ohne die weder Untersuchung noch Behandlung ge-
lingen. Der Behandler muß deshalb mit den Händen erkennen,
ob der im Gelenk gefühlte Widerstand auf mangelnder Entspannung des Patienten, auf muskulärer Abwehr oder tatsächlich auf einer Gelenkstörung beruht. Hier liegt vor allem für den
Unerfahrenen die größte Schwierigkeit für die Anwendung der
Gelenkspieltechniken. Ihre Überwindung ist aber Voraussetzung
für zuverlässige Untersuchungs- und Behandlungsergebnisse.

3.5. Mobilisierende Gelenkbehandlung: Mobilisation und Manipulation

Bei wiederholter Untersuchung eines gestörten Gelenkspiels
wird die Beweglichkeit zunehmend größer und weicher. Unter-
suchungs- und Behandlungstechniken gehen also fließend in-
einander über, unterschiedlich sind nur die Zielsetzung und
einige technische Details.
Liegt eine Störung des Gelenkspiels im Sinne der Blockierung
vor, dann haben wir zwei Möglichkeiten des therapeutischen
Vorgehens: die Mobilisation und die Manipulation. Beide Be-
griffe haben in unserem Zusammenhang eine genau definierte
Bedeutung. Die Mobilisation peripherer Gelenke benutzt bevorzugt die dem Gelenkspiel entsprechenden Bewegungsrichtungen in ständiger Wiederholung. Die Bewegung wird bis an
ihr Ende herangeführt und die dabei fühlbare Spannung rhythmisch nachgelassen und wieder gesteigert, ohne sie zwischen-
durch ganz aufzugeben. So kommt es kaum zu einem zusätzlichen Bewegungsausschlag. Therapeutisch wirksam ist der
Druck gegen den Widerstand am Ende des verkleinerten Bewe-
gungsraums. Hier liegt also auch ein Unterschied zu den rein
diagnostischen Bewegungen: die Mobilisation bewegt wiederholt gegen die pathologisch erhöhte Spannung, während bei
der Untersuchung dieser Tatbestand nur registriert wird. In manchen Fällen ist die für die Behandlung nötige Spannung in der
üblichen Ausgangsstellung des Gelenks nicht zu erzielen. Dann
ist es vorteilhaft, von dieser Stellung zur stärkeren Beugung oder
Streckung hin, etwas abzuweichen. Eine leichte (Rest-) Hemmung
der Beugung läßt sich beispielsweise besser behandeln, wenn
das Gelenk vorher bis nahe an die Grenze seiner Beugemög-
lichkeit gebracht wurde.

Nach den Erfahrungen mit Fazilitations- und Inhibitionstechniken an der Wirbelsäule (Gaymans, Lewit, Mitchell) zeigte sich auch bei der Behandlung von Extremitätengelenken ein Vorteil dieser Prinzipien: In unmittelbarem zeitlichem Zusammenhang wird zunächst eine Hemmung und Relaxation der Muskeln vorgenommen, die die zu mobilisierende Richtung behindern. Für manche Gelenke ist dieses Vorgehen besonders vorteilhaft (Hüfte, Ellenbogen, Schulter).

Die Manipulation im engeren Sinne („Stoßmanipulation") geht noch einen Schritt weiter. Sie hat die Mobilisation und die von ihr im Gelenk erzeugte Spannung zur Voraussetzung („Vorspannung") und führt dann ohne Nachlassen der Spannung (kein „Anlauf") einen genau dosierten Stoß über die Vorspannung hinaus in gleicher Richtung, der nun im Falle des Gelingens den Widerstand mit einem Griff überwindet. Die Manipulation ist dadurch viel weniger zeitaufwendig, erfordert aber mehr technische Vorbedingungen, weil sie vom diagnostischen Vorgehen abweicht, härter und weniger gut gezielt ist. Zu diesen Vorbedingungen gehört die diagnostische Sicherheit, daß eine einfache Blockierung vorliegt. Das bedeutet auch, daß andersartige Gelenkstörungen oder Erkrankungen vorher ausgeschlossen worden sind. Weiterhin muß vor dem Manipulationsstoß die Vorspannung schmerzlos und ohne muskulären Widerstand des Patienten möglich sein. Der Stoß selbst erfolgt mit wenig Kraft, als genau bemessene, kleine, aber schnelle Bewegung. Meist wird dabei ein knackendes Geräusch im Gelenk ausgelöst. An den Extremitätengelenken hatte die Manipulation immer schon weniger Bedeutung als die Mobilisation. Mit der Verbesserung der Mobilisationstechniken ist sie immer weiter zurückgetreten.

Nach jeder Behandlung, vor allem nach Manipulation, ist eine Nachuntersuchung erforderlich, die alle vorher pathologischen Befunde einschließlich der klinischen Folgeerscheinungen sofort überprüft.

3.6.   Zusammenfassung

Vor jeder Untersuchung und Behandlung muß der Behandler die folgenden Punkte der Technik beachten und möglichst automatisch beherrschen:

1. Patientenstellung (bequem, entspannt)
2. Behandlerstellung (sicher, bequem, locker)
3. Gelenkstellung (entspannt)
4. Kontakt der fixierenden und der mobilisierenden Hand (nahe am Gelenkspalt, geeignete Abstützung)
5. Bewegungsausführung (Impuls aus dem Arm oder Körper, Hand in der Verlängerung des Unterarms)
6. Mobilisation drückt rhythmisch aber fast kraftlos gegen den pathologisch erhöhten Widerstand im Gelenkspiel
7. Manipulation geht von der durch Mobilisation erreichten Spannung aus und überwindet sie mit einem zusätzlichen Stoß
8. Auch an manchen Extremitätengelenken sind die Prinzipien der Fazilitations- und Inhibitionstechniken zur Mobilisation vorteilhaft.

Die technischen Einzelheiten müssen für jedes Gelenk und jede Bewegungsrichtung zunächst bewußt erlernt werden. Zunehmende Übung schleift die Bewegungsdurchführung dann ein. Die beiden folgenden Kapitel beschreiben die einzelnen Techniken.

4. u. 5. Technischer Teil

In Text und Bild werden stets die *Gelenke der rechten Seite* gezeigt.

Rechts-links-Angaben beziehen sich darauf und sind für die linksseitigen Gelenke entsprechend zu vertauschen. Die verschiedenen Techniken eines Gelenks werden aus didaktischen Gründen stets in derselben *Reihenfolge* wie in 2.6. beschrieben. Diese Reihenfolge sagt deshalb nichts über die Bedeutung der Technik für das betreffende Gelenk und für das Vorgehen im Einzelfall aus.

Die in Abbildung 3 verwendeten *Zeichen* haben in den folgenden Abbildungen dieselbe Bedeutung. Für alle Gelenkspielbewegungen in der Beuge-Streck-Ebene steht die Bezeichnung *anteroposterior* (a-p), also auch für dorsopalmar, dorsoventral, dorsoplantar. Die Techniken werden in Kursen mündlich weitergegeben. Sie stammen ursprünglich aus den Osteopathie-Schulen. Da wir Prioritätsfragen in technischen Details für unbegründet halten und die Herkunft der einzelnen Techniken zudem oft unsicher ist, haben wir bei der Darstellung der Untersuchungs- und Behandlungstechniken auf die Angabe von Autorennamen generell verzichtet.

Zusammenstellungen von Behandlungstechniken der Extremitätengelenke stammen beispielsweise von Fryette (1954), Mennell (1964), Kaltenborn (1972/79), Lewit und Rychliková (1973) und Lewit (1983). Die ersten Anregungen verdanken wir der Veröffentlichung von Mennell.

4. Untersuchungs- und Behandlungstechniken an den oberen Extremitäten

Vorbemerkungen zu Hand und Fingern

Die Funktion der Hand, vor allem das Greifen, hat eine große Variationsbreite vom feinsten tastenden Greifen (Nähnadel von der glatten Tischplatte nehmen) bis zu groben Arbeiten (Axt, Brechstange), von schnellsten, exakt bemessenen Bewegungsfolgen (Musikinstrumente) bis hin zu langdauernden Halteleistungen (Klettern, Tragen). Je nach Beanspruchung der Hand ist das Beschwerdebild bei gestörter Funktion unterschiedlich. Es kommt an der Hand häufiger als im übrigen Bewegungssystem vor, daß der Patient mit *Funktionsstörungen* nicht wegen des Schmerzes, sondern wegen der behinderten Funktion Hilfe sucht. Deshalb hat die *peripherneurologische Differentialdiagnose* besondere Bedeutung.

Funktionsstörungen an den Gelenken der Hand sind untereinander und mit der ganzen oberen Extremität und dem Schultergürtel eng verbunden. Es empfiehlt sich bei allen Schmerzen der Hand und bei Störungen der Handfunktion nach neurologischer Prüfung von der Halswirbelsäule, obersten Brustwirbelsäule, ersten Rippe und über das Ellenbogengelenk nach distal zu untersuchen und zu behandeln. Einige typische Beziehungen seien genannt:

Bei Schmerz und Behinderung der Finger (Greifen) ist nach einem Radikulärsyndrom und nach Ellenbogenstörungen zu fahnden. Beim Karpaltunnelsyndrom sind die erste Rippe und die Handwurzelverbindungen zu prüfen und zu behandeln (Lewit 1978, Metz u. Tlustek 1980). Bei Störungen der Radial- und Ulnarduktion und bei Schmerzen im Handrücken muß die Ellenbogenfunktion geprüft werden, das gleiche gilt für die Styloiditis radii.

Funktionsstörungen finden sich am häufigsten im *radialen Anteil* der Handwurzel einschließlich des Daumensattelgelenks. Deshalb ist die Stützfunktion der Hand (Dorsalflexion) und das Greifen („Schreibkrampf") häufig betroffen. Bei letzterem treffen

öfter zwei pathogenetische Faktoren zusammen: eine (muskel-
schwache) hypermobile Hand und die Forderung nach präzisem
(feinem) Führen eines Instrumentes, das festes Halten erfordert
(Zahnarzt, grafischer Stichel). Nicht zufällig werden auch Patienten betroffen, die nicht gelernt haben, mit lockerer Hand zu
schreiben (Empfehlung: weicher dicker Federhalter). Die Greifstörungen zeigen die enge Verflechtung von Muskel- und Gelenkfunktionsstörungen der Handwurzel und des Ellenbogens
(„Epikondylitis").
Dagegen sind reine Funktionsstörungen der *Finger und der
ulnaren Handwurzel* selten.
Die Funktionsuntersuchung und Behandlung ist aber bei den
pathomorphologischen Krankheiten der Hand ebenfalls wertvoll, wenn wir uns über ihre Möglichkeiten keine Illusionen machen. An erster Stelle steht die Rheumatoidarthritis mit der Kombination von hydrotherapeutischen und mobilisierenden Verfahren. Da hier ein geringer Funktionszuwachs für den Patienten
schon viel bedeuten kann und die volle Funktionswiederherstellung nur selten zu erwarten ist, kommen auch weniger gezielte
einfache Selbstbehandlungstechniken in Betracht (z. B. Mobilisation der ganzen Handwurzelreihe). Das gleiche gilt nach ab-
gelaufener Algoneurodystrophie („Sudeck").
Nach Verletzungen und handchirurgischen Eingriffen liegt das
Behandlungsziel in der vollen Funktionswiederherstellung. Die
Radiusfraktur ist besonders stark mit Funktionsstörungen der
Handwurzel belastet. In der Frakturnachbehandlung muß deshalb neben der Halswirbelsäule (Sudeckprophylaxe) vor allem
die Handwurzel in ihrer Funktion geprüft werden (Heinicke
1980). Ein überdauernder Periostschmerz am ehemaligen Bruch-
spalt fordert zuerst die lokale Schmerzbehandlung (Procain-
infiltration, Nadelung). Das Radiokarpalgelenk ist offenbar für
Veränderungen seiner Konstruktion sehr empfindlich. Es entwickelt sich als Spätfolge ein arthrotischer Umbau mit irrepa-
rabler Funktionseinschränkung dieses und des distalen radioulnaren Gelenks. Die Einschränkung der Pro/Supinationsbewe-
gung wird dann im Schultergelenk kompensiert. So erklärt sich
der öfter nach mehrjähriger Latenz auftretende Schulterschmerz
(Bursitis, Supraspinatussehne). Deshalb empfiehlt sich die Untersuchung der Hand bei Schulterschmerzen.

4.1.   Interphalangealgelenke

Streckung/Beugung distal   0°–10°/0°/ 80°– 90°

proximal   0°/0°/100°–120°

Es sind reine Scharniergelenke mit Bänderführung. Die proximalen Gelenke sind straffer geführt als die distalen. Bei Hypermobilität besteht auch proximal eine Überstreckbarkeit. Die Prüfung sollte für jedes Einzelstück gesondert erfolgen. Wenn (wie in Abb. 4) alle Gelenke des Fingers, auch das Grundgelenk, gleichzeitig überstreckbar sind, liegt zusätzlich eine Überdehnbarkeit der Fingerbeugemuskulatur vor.
Den Funktionsbewegungen entsprechend sind als Gelenkspiel die Distraktion (s. 4.1.1.) und die anteroposteriore (a-p-) Verschiebung (s. 4.1.2.) sowie das Seitneigungsfedern (s. 4.1.4.) möglich. Dazu läßt sich eine laterolaterale Parallelverschiebung (s. 4.1.3.) ausführen.

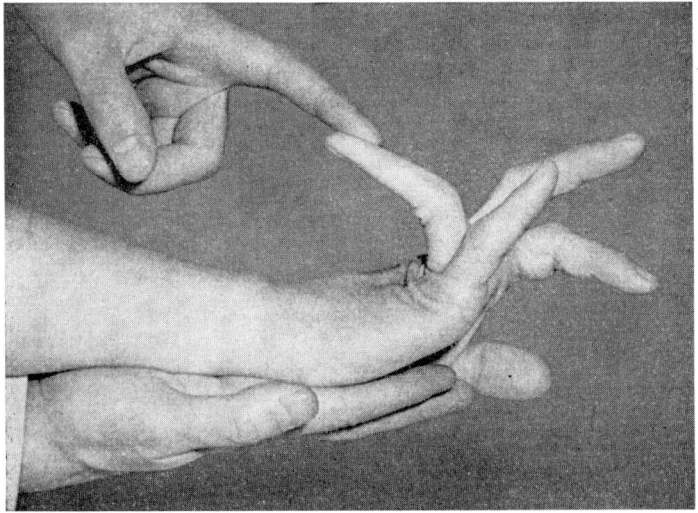

Abb. 4   Hypermobilität der Fingergelenke.

Die Interphalangealgelenke sind überstreckbar, die Fingergrundgelenke mehr als 45°
überstreckbar, gleichzeitig ist die Beugermuskulatur überdehnbar.

Ausgangsstellung: Der Patient sitzt oder liegt und lagert die pronierte Hand auf einer festen Unterlage. Der stehende oder sitzende Behandler kann die Hand auch am eigenen Körper abstützen.

4.1.1.   Distraktion

Für die Distraktion wird das proximale Fingerglied mit einer Hand fixiert. Das distale Fingerglied wird mit der anderen Hand aus einer geringfügigen Beugestellung heraus (10°) in der Richtung der Längsachse gezogen (Abb. 5). Breitflächiger Kontakt ist wichtig.

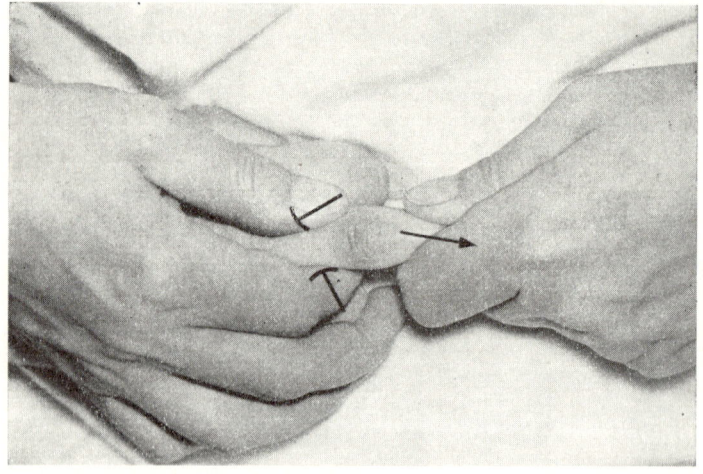

Abb. 5   Distraktion am Interphalangealgelenk des 3. Strahls (4.1.1.).

4.1.2.   Anteroposteriore Verschiebung

Bei der Untersuchung der a-p-Verschiebung steht das Gelenk in leichter Beugestellung. Im Fall einer Beschränkung der vollen Beugung kann auch aus einer stärkeren Beugungsstellung heraus behandelt werden (Palmarverschiebung). Das proximale Glied wird von palmar und dorsal gefaßt und auf der Unterlage abgestützt fixiert. Das distale Glied wird ebenfalls von palmar und dorsal ergriffen und unter Zug in a-p-Richtung, d. h. genau rechtwinklig zur Längsachse des distalen Gliedes verschoben (Abb. 6). Zu Behandlungszwecken wird bei Extensionshemmung die Dorsalverschiebungsphase betont und bei Beugungsein- schränkungen die Verschiebung nach palmar. Die Ausgangs- stellung läßt sich dabei so variieren, daß die Mobilisation fast von der Endstellung des verbliebenen Bewegungsraumes aus- geht, wodurch auch kleine Hemmungen in der Endstrecke be- handelt werden können. *Der Gelenkspielausschlag ist immer sehr klein*, proximal noch geringer als distal.

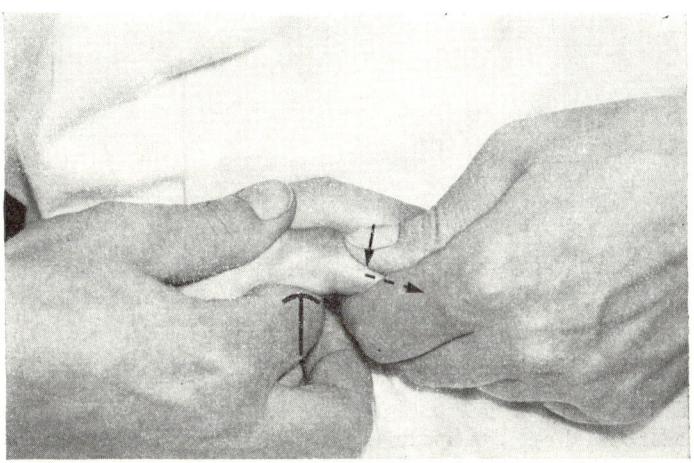

Abb. 6 a-p-Verschiebung am Interphalangealgelenk (hier Palmar- verschiebungsphase) des 3. Strahls (4.1.2.).

4.1.3. Laterolaterale Parallelverschiebung

Für die laterolaterale Verschiebung werden beide Gelenkpart- ner dicht beieinander von ulnar und radial seitlich ergriffen. Das Gelenk wird in eine leichte Beugung gebracht.
Der proximale Partner wird fixiert, am distalen wird ein Trak- tionszug ausgeübt und gleichzeitig seine Basis nach lateral oder medial verschoben. Es ist dabei vorteilhaft, den Kontakt so groß- flächig wie möglich wie bei der Distraktion anzulegen (Abb. 7). Die Technik eignet sich vor allem für das distale Interphalangeal- gelenk.

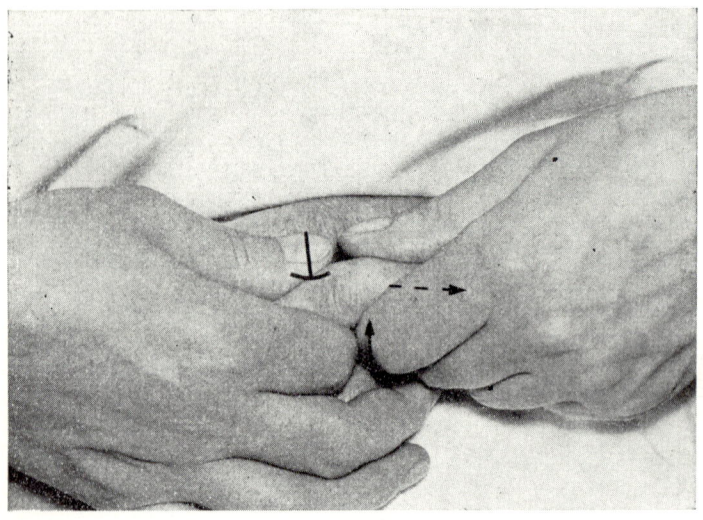

Abb. 7   Laterolaterale Parallelverschiebung am Interphalangealgelenk
(3. Strahl), stets unter Traktionszug auszuführen (4.1.3.).

4.1.4.   Seitneigungsfedern

Die proximalen Interphalangealgelenke können nach ulnar
oder radial gefedert werden. Der Behandler greift den Finger
von der Innen- und Außenseite wie beim Brechen eines dünnen
Stabes. Beide Daumenspitzen (bzw. Zeigefingerkanten) liegen
nebeneinander am Gelenkspalt (mobilisierender Finger). Die
beiden Zeigefinger (Daumen) liegen auf der anderen Seite am
entgegengesetzten Ende der beiden Partnerknochen und fixieren hier, während der Seitfederungsschub am Gelenk zu dieser
Seite hindrückt (Abb. 8). Es ist wichtig darauf zu achten, daß die
fixierenden Finger nicht jenseits des Nachbargelenks liegen. Die
Technik löst leicht Schmerzen aus, kann also nur nach Vorbehandlung des Gelenks, am besten als Behandlungsabschluß,
benutzt werden. Dann gestattet sie sogar einen leichten Manipulationsstoß.

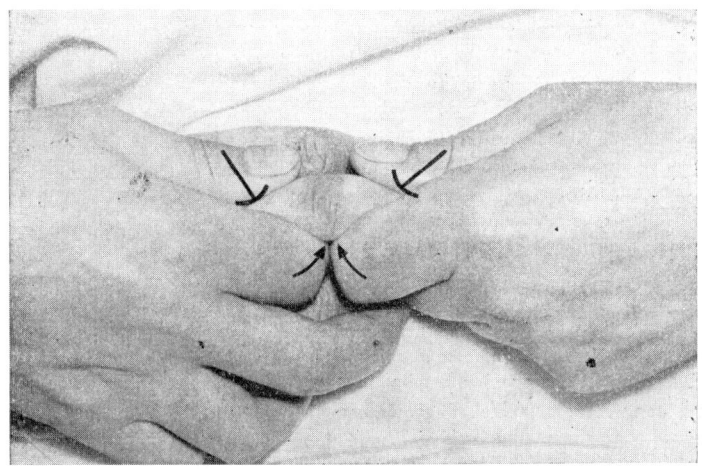

Abb. 8 Seitneigungsfedern des Interphalangealgelenks (3. Strahl), Schub gegen das Gelenk nach radial (4.1.4.).

4.2. Fingergrundgelenke

Streckung/Beugung dig. II 20°–30°/0°/80°– 90°
　　　　　　　　dig. V 0°–20°/0°/90°–110°

Die anderen Finger haben dazwischenliegende Bewegungsausschläge
Radialduktion/Ulnarduktion etwa 10°/0°/20°
Die Grundgelenke des 2.–5. Strahls sind anatomisch Kugelgelenke, welche Bewegungen um alle 3 Raumachsen gestatten. Die Rotation (Kreiselung) ist aktiv nicht möglich. Die (konstitutionelle) *Hypermobilität* zeigt sich am Fingergrundgelenk in einer Hyperextendierbarkeit über 45° hinaus. Sie sollte bei gebeugten Interphalangealgelenken geprüft werden. Hyperextendierbarkeit bei gestrecktem Finger bedeutet gleichzeitig Überdehnbarkeit der Fingerbeugemuskulatur (s. Abb. 4).
Das Grundgelenk des Daumens ist sehr individuell gestaltet. Seine Normfunktion muß für jeden Einzelfall ermittelt werden. Die Gelenkspielrichtungen entsprechen den anderen Grundgelenken.
Das Gelenkspiel der Grundgelenke (II–V) läßt sich in Traktion

(s. 4.2.1.), a-p-Verschiebung (s. 4.2.2.), und im lateralen Neigungsschub (s. Abb. 3g) ausführen (s. 4.2.3.). Die Rotation ist
streng genommen keine Gelenkspielbewegung (Winkeländerung!) und nicht selten schmerzhaft.
Ausgangsstellung: Der Patient sitzt oder liegt, die pronierte
Hand auf eine feste Unterlage gestützt. Der Behandler sitzt oder
steht vor ihm. Er kann die Hand auch an seinem Körper fixieren.

4.2.1. Distraktion

Bei der Distraktion fixiert der Behandler das Metakarpalenköpfchen des 2. oder 3. Strahls am besten mit der linken Hand vom
radialen Handrand her auf der Palmar- und Dorsalseite. Der
4. und 5. Strahl wird am günstigsten mit der rechten Hand vom
ulnaren Handrand her in gleicher Form fixiert. Die andere Hand

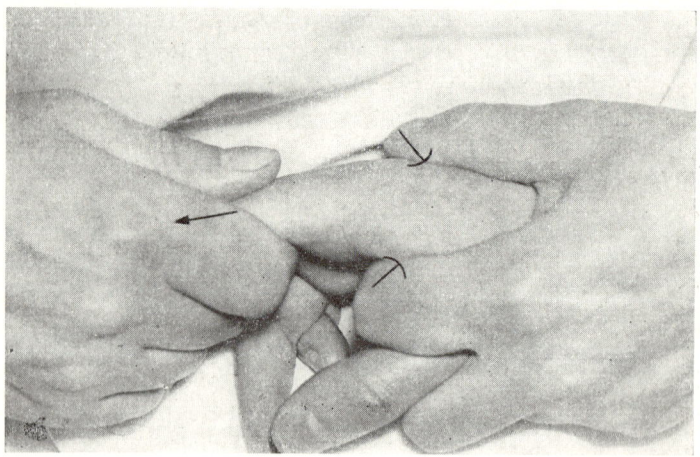

Abb. 9   Distraktion des Fingergrundgelenks (2. Strahl). Die Einziehung
der Haut über dem Gelenkspalt zwischen den Daumenspitzen ist zu
erkennen (4.2.1.).

umgreift den ganzen Finger, wobei der Daumen auf der Dorsal-
seite und der gekrümmte Zeigefinger unter der Palmarseite des
Fingers so nahe wie möglich am Grundgelenk liegen. Das
Grundgelenk befindet sich dabei in leichter Beugestellung (etwa
10°). Der Traktionszug erfolgt in Richtung der Fingerlängsachse
(Abb. 9).

4.2.2. Anteroposteriore Verschiebung

Die a-p-Verschiebung benutzt die gleiche Fixation wie 4.2.1. Zu Untersuchungszwecken wird eine Parallelverschiebung wie an den Interphalangealgelenken (s. 4.1.2.) verwendet.
Die Mobilisation wird wirksamer, wenn sie als a-p-Neigungsschub (s. Abb. 3 e) mit etwas versetztem Kontakt ausgeführt wird. Die Fixation am Metakarpalenköpfchen gleicht 4.2.1. Zur Mobilisation nach dorsal (Streckhemmung) liegt der mobilisierende Zeigefinger mit seiner Radialkante gekrümmt unter der Basis des Fingergrundgliedes, und der Daumen hält auf der Dorsalseite des Phalangenköpfchens dagegen (Abb. 10). Die Verschiebung wird immer unter leichtem Traktionszug ausgeführt. Wenn die gewünschte Vorspannung schmerzlos zu erzielen ist, kann

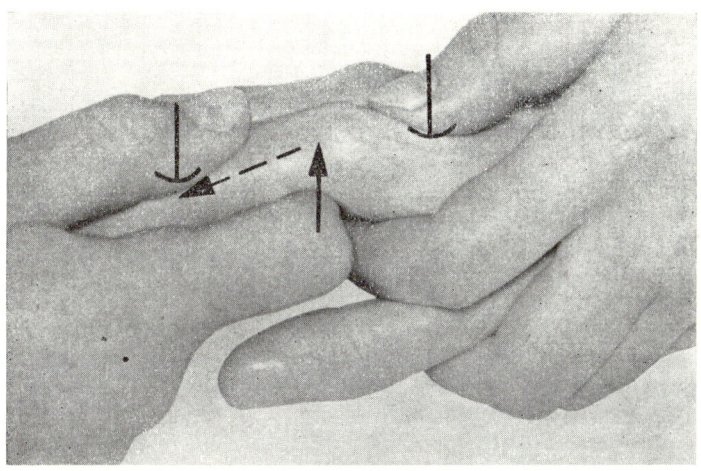

Abb. 10 a-p-Neigungsschub (hier nach dorsal) am Grundgelenk des 2. Strahls. Die entstehende Stufe ist im Vergleich zum Metakarpalenköpfchen (Daumen) gut zu erkennen (4.2.2.).

die Technik auch durch einen Manipulationsstoß in der Mobilisationsrichtung erweitert werden. Ein Abweichen von der Ausgangsstellung des Fingergrundgelenks wird erforderlich, wenn eine Streckhemmung besteht oder wenn die Beugung nur in der Endstrecke gehemmt und nur in Beugung die nötige Behandlungsspannung zu erzielen ist.

4.3.   Verbindungen der Metakarpalen 2–5

Obwohl die Metakarpalenköpfchen gegeneinander gut beweglich sind, liegen dazwischen keine Synovialgelenke. Sie werden
nur durch quere Bandzüge gehalten. Schmerzen in der Hand
können mit Einschränkungen der a-p-Verschieblichkeit der Metakarpalenköpfchen einhergehen, die sich durch Mobilisation beeinflussen lassen. Diese a-p-Verschieblichkeit der Metakarpalenköpfchen entspricht den kleinen Funktionsbewegungen des
gemeinsamen Karpometakarpalgelenks für den 2. bis 5. Strahl.
Dessen Gelenkspiel ist nur in der a-p-Richtung prüfbar (s. 4.3.3.)
und am 2. Strahl am geringsten (Federn). Es wird nach ulnar
größer und als Verschiebung deutlich erkennbar. Die Beweglichkeit der Mittelhand ist sehr variabel, wie jeder vom Hand-
geben weiß. Seitendifferenzen sind meistens vorhanden, die

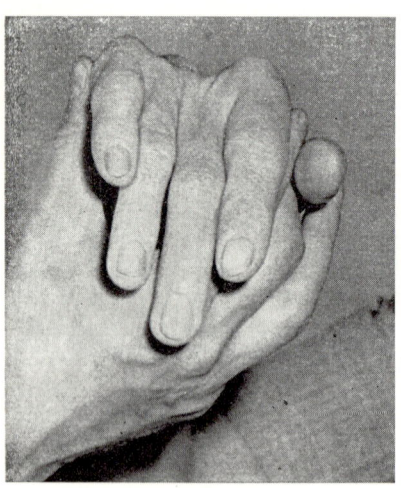

Abb. 11
Hypermobilität der Hand.
Zusammendrückbarkeit der
Mittelhand (Metakarpalen-
verbindungen) nach dorsal.

Arbeitshand ist die weniger mobile. Funktionsstörungen finden
sich am häufigsten am 2. Strahl (z. B. nach Stoß in der Längsachse; Volleyball, Boxen).
Die (konstitutionelle) Hypermobilität zeigt sich hier in einer Zusammendrückbarkeit der Hand nach palmar und dorsal und
in einer deutlicheren Stufenbildung bei der a-p-Bewegung
(Abb. 11).

4.3.1. Metakarpalenköpfchen, Untersuchung

Ausgangsstellung: Der Patient sitzt und legt die pronierte Hand auf. Zur Untersuchung wird das Köpfchen des einen Metakarpalen von palmar und dorsal gefaßt und auf der Unterlage fixiert. Der dem Handrand zu benachbart liegende Metakarpale wird dagegen nach dorsal (Abb. 12 a) und nach palmar (Abb. 12 b) bewegt. Das Bewegungsausmaß in den 3 Zwischenräumen nimmt von radial nach ulnar zu. Der erhobene Befund muß deshalb mit den Nachbarjunktionen und der Gegenseite verglichen werden.

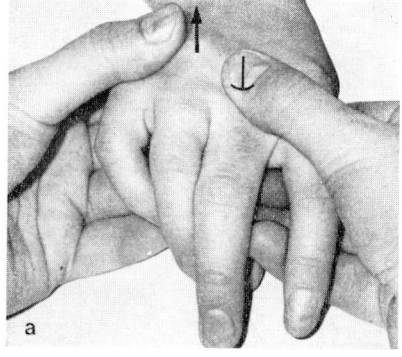

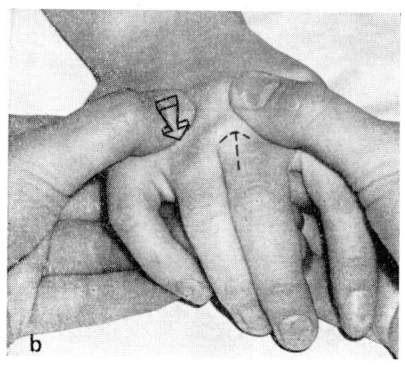

Abb. 12 Untersuchung der Metakarpalenverbindungen 2–5. Die Metakarpalenköpfchen werden gegeneinander nach dorsal (a) oder palmar (b) verschoben (4.3.1.).

4.3.2. Metakarpalenköpfchen, Therapie

Zur Therapie ist es vorteilhaft, beide Zeigefingerkuppen von palmar unter das eine und beide Daumenspitzen dorsal auf das benachbarte Metakarpalenköpfchen zu legen und dann die Daumen und Zeigefinger gegeneinander zu drücken (Abb. 13). Dieser „Scherengriff" ist einhändig auch als Selbstbehandlung geeignet.

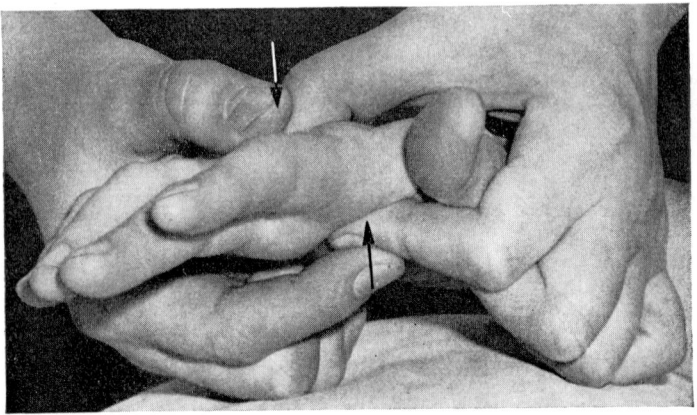

Abb. 13   Behandlungstechnik der Metakarpalenverbindungen 2–5, hier zwischen 2. und 3. Strahl (4.3.2.) „Scherengriff".

4.3.3. Karpometakarpalgelenk 2–5, Untersuchung

Der Patient sitzt und hält die Hand proniert. Der Behandler greift mit Daumen und Zeigefinger der linken Hand von palmar und dorsal die Basis des 5. Strahls, er stützt die Hand am Körper oder auf der Tischplatte ab. Die rechte Hand faßt in gleicher Weise das Os hamatum und fixiert es (Abb. 14). Die a-p-Verschiebung ist an dieser Stelle des Gelenks sehr locker und selten gestört. Dann tasten sich die Finger weiter nach radial und prüfen die abnehmenden Bewegungsausschläge. Am 3. Strahl, spätestens am 2., ist nur noch ein unterschiedlich großer Federungswiderstand ohne Verschiebung zu tasten. Dabei muß beachtet werden, daß die Basis des 2. Strahls weiter nach proximal reicht (s. Abb. 20). Bei fraglichen Funktionsstörungen ist der Seitenvergleich bedingt verwertbar.

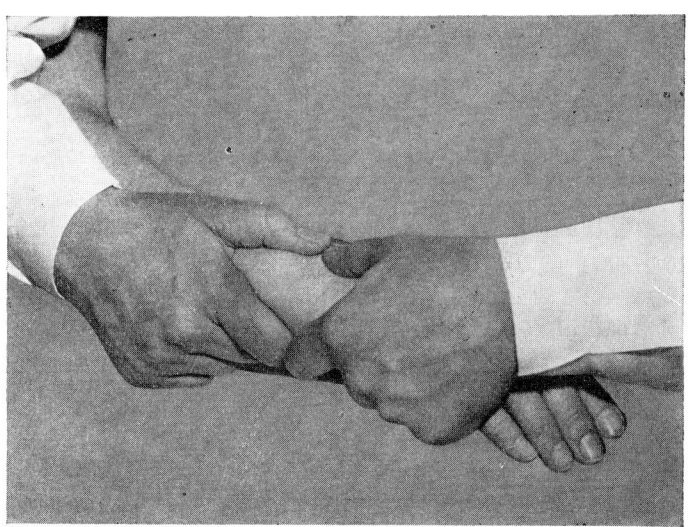

Abb. 14   Untersuchung des Karpometarpalgelenkes (4.3.3.).

4.3.4.   Karpometakarpalgelenk 2–5, Behandlung

Zur Mobilisation eignet sich auch die direkte a-p-Mobilisation am Gelenkspalt. Die Untersuchungstechnik und der „Scherengriff" werden dafür verwendet. Eine Schüttelungstechnik (4.5.6.) kann versucht werden. Zur *Selbstbehandlung* legt der Patient die Hand in Mittelstellung auf die Tischplatte und greift zwischen Daumen und Zeigefinger durch, legt die Zeigefingerspitze durch den Mittelfinger verstärkt dorsal z. B. auf die Basis des 2. Strahls und den Daumen palmar unter das Os trapezoideum.

4.4.   Daumen

In entspannter Handhaltung wird der Daumen leicht nach palmar abduziert und gegen den 2. oder 3. Finger opponiert gehalten.
Das Grundgelenk des Daumens ist kein typisches Kugelgelenk

und hat ein sehr individuelles Bewegungsverhalten, das von kleinen Wackelbewegungen der Flexion/Extension (20/0/0) bis zu ausgiebigen Exkursionen und Hyperextension reicht. Bei der hier vorkommenden lokalen Hypermobilität kann das Überknikken des Daumengrundgelenks in die Hyperextension (90° und mehr) die Greiffunktion erheblich stören. Das Gelenkspiel entspricht dem der anderen Grundgelenke.

Die typische Funktion des Daumens ergibt sich aus der Bewegungsfreiheit des ersten Metakarpalen. Aus der reinen *radialen Abduktion* kann er in einer kegelförmigen Bewegungsfigur über die reine *palmare Abduktion* (rechtwinklig zur Hohlhand abgespreizt) in die *Opposition* gegen alle Finger bis zum 5. geführt werden. Beim Durchlaufen dieses Abduktionskegels macht die Daumenachse eine Kreiselung nach innen durch (60–90°, nach Debrunner noch mehr), wodurch der Daumennagel immer nach auswärts weist.

Die Abduktion hat den größten Winkel (Bezugsschenkel ist der 2. Metakarpale) etwa in der Mitte zwischen radialer und palmarer Abduktion. Sie ist meistens kleiner als gewöhnlich angegeben. Wir fanden sie unter 50°.

Um aus der palmaren Abduktion und Opposition zum Greifen zu kommen, erfolgt im Grundgelenk noch eine Flexion und Endrotation. Die verschiedenen Abduktions-Oppositionsstellungen und die dabei auftretende Kreiselung gegen die Handfläche spielen sich vorwiegend im Daumensattelgelenk ab. Das Sattelgelenk hat Bewegungsfreiheiten in allen drei Raumachsen und damit weitgehend die Grundgelenkfunktion übernommen. Es scheint ein funktioneller Zusammenhang mit dem Trapezium-Skaphoideum-Gelenk zu bestehen. Obwohl bei fixierter Hand und isolierter Daumenbewegung eine Trapeziummitbewegung röntgenologisch nicht erkennbar ist, behindert ein gestörtes Gelenkspiel zwischen Os scaphoideum und Os trapezium die Greiffunktion des Daumens.

Bei einem Bewegungsdefizit in einem der beiden Gelenke findet sich in dem anderen eine (kompensatorische) Hypermobilität. Manchmal ist nur das hypermobile Gelenk das schmerzhafte. Bei laxer Fixation, die beiden Gelenken Bewegungen erlaubt, kann aus diesen Gründen eine Blockierung übersehen werden.

Störungen und Schmerzen beider Gelenke hindern vor allem beim Greifen und Schreiben. Der Schmerz strahlt am häufigsten in den Daumen aus. Er kann während des Schreibens noch zu-

nehmen. Besonders bei der Arthrose des Sattelgelenks sollte deshalb die Funktion des Trapezium-Skaphoideum-Gelenks geprüft werden. Vereinzelt liegen hier therapeutische Möglichkeiten. Folgende Gelenkspielrichtungen lassen sich untersuchen und behandeln:
Traktion (s. 4.4.1. u. 4.4.5.), a-p-Verschiebung im Sattelgelenk (s. 4.4.2.), seitlicher Neigungsschub im Sattelgelenk (s. 4.4.3.) und die a-p-Verschiebung zwischen Skaphoideum und Trapezium (s. 4.4.4.). Die Rotationsrichtung ist unbrauchbar.

Anatomische Orientierung an den beiden Gelenken

Entscheidend ist das exakte Auffinden des Os trapezium. Wegen seiner Kleinheit stößt das auf Schwierigkeiten. Distal davon liegt dann zum 1. Metakarpalen das Sattelgelenk und proximal das Gelenk zum Os scaphoideum (s. Abb. 20). Um es aufzusuchen, tastet man sich am besten bei supinierter Hand vom Radius über das Os scaphoideum nach distal bis an das Gelenk vor: Das Skaphoideum wird bei Radialduktion der Hand auf der Palmarfläche der Handwurzel als Vorwölbung sichtbar und tastbar. Die *Palpation* des Trapeziums erfolgt am besten bei leicht ulnarduzierter Hand. Der Daumen ist gegen die Zeigefingerspitze opponiert und entspannt. Die palpierenden Finger gleiten dann palmar an der radialen Handkante vom Styloidfortsatz des Radius distalwärts. Dabei gelangen sie zunächst in ein Grübchen, dann auf das Skaphoideum, das als Vorwölbung tastbar wird. Weiter distalwärts geht das Skaphoideum unmerklich in das Trapezium über, dessen Vorbuckelung abrupt in einer Grube über dem Sattelgelenk endet. Diese Grube ist um so deutlicher, je stärker der Daumen in Oppositionsdrehung steht. Unter Fixation des Trapeziums läßt sich der völlig entspannte Daumen passiv bewegen, ohne eine Bewegung unter den haltenden Fingern zu bewirken. So kann man sich nahe an das Karpometakarpalgelenk herantasten.
Wenn die Hand bei neutral gestrecktem Handgelenk passiv aus der Ulnarduktion in die Radialduktion geführt wird, kippt das Skaphoideum (s. 4.5.) deutlich tastbar nach palmar. Über dem Gelenk zwischen Trapezium und Skaphoideum fühlt der palmar am Trapezium fixierende Finger dieses Bewegungsanstoßen. Das Periost in diesem Bereich ist oft heftig schmerzhaft, weshalb die Schwierigkeiten am Daumensattelgelenk hauptsächlich in einem festen, aber schmerzlosen Kontakt liegen.

Schmerzmaximalpunkte finden sich vor allem palmar an der Basis des 1. Metakarpalen und am Skaphoideum. Dorsal liegen sie an der Basis und ulnar am Köpfchen des Metakarpalen. Die dorsalen Punkte hängen meistens mit einer Spannungsvermehrung im M. adductor pollicis zusammen (s. 7.4.).

4.4.1.   Traktion

Zur Untersuchung und Behandlung in Traktion (Abb. 15) sitzt der Patient und hält die Hand proniert. Der Behandler steht seitlich und fixiert mit der linken Hand das Trapezium und stützt die Ulnarkante der Hand am eigenen Körper ab. Die rechte Hand faßt den Metakarpalen 1 und übt aus einer mittleren Oppositionsstellung des Daumens heraus einen Längszug aus.
Wegen der mangelhaften Fixationsmöglichkeiten am Trapezium ist die Traktion nur als Vorbereitung am Anfang der Behandlung brauchbar. Sie wirkt wahrscheinlich immer auch auf das Trapezium-Skaphoideum-Gelenk. Als Traktionstechnik eignet sich außerdem die Schütteltechnik (s. 4.4.5.) vor allem für das Trapezium-Skaphoideum-Gelenk.

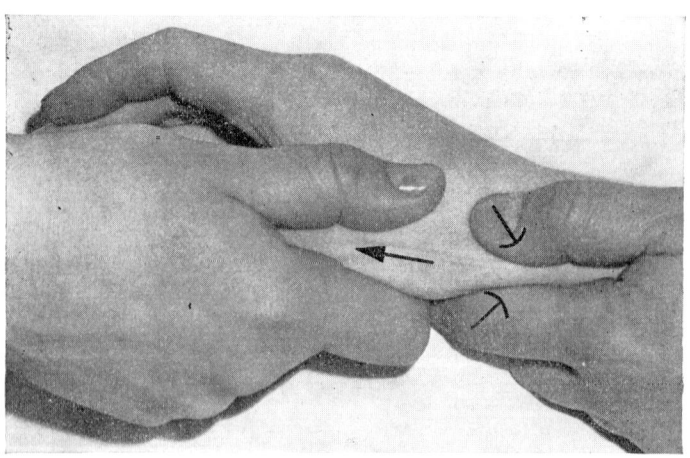

Abb. 15   Traktion im Sattelgelenk des Daumens (4.4.1.).

4.4.2. a-p-Verschiebung im Sattelgelenk

Sie liegt etwa in der Ebene der Beuge-Streck-Bewegung des
Daumens und variiert mit der Stellung des Daumens zur übrigen
Hand. Die Ebene ist an den Beugebewegungen des Daumen-
endgliedes zu erkennen.

4.4.2.1. a-p-Untersuchung und -Mobilisation

Der Patient sitzt, und der Behandler steht seitlich vor ihm. Nach
Fixation des Trapezium von palmar und dorsal mit der linken
Hand und Abstützen der pronierten Hand am Körper (wie
4.4.2.2. Abb. 16), wird die Basis des 1. Metakarpalen mit dem
Daumen und Zeigefinger der rechten Hand umgriffen. Die Bewegungsrichtung verläuft schräg einwärts nach palmar oder
schräg auswärts nach dorsal. Der am besten geeignete Winkel
gegenüber der Handfläche muß jeweils ermittelt werden. In der
gestörten Richtung ist der erhöhte Widerstand bei der Verschiebung zu fühlen.

4.4.2.2. a-p-Manipulation nach dorsal

Diese Schubrichtungen können auch als Manipulation ausgeführt werden. Die Ausgangsstellung für den Dorsalschub und

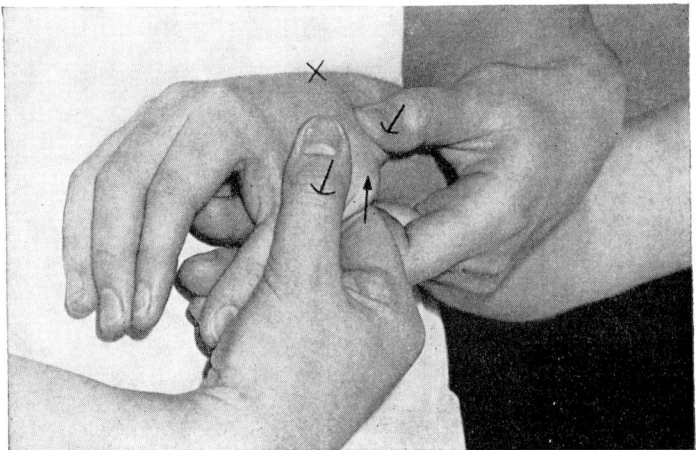

Abb. 16 Manipulationsschub am 1. Metakarpalen im Daumensattelgelenk nach dorsal (4.4.2.2.).

die Fixation gleichen 4.4.1. Der gekrümmte Zeigefinger der mobilisierenden rechten Hand liegt unter der Basis des 1. Metakarpalen palmar und der Daumen auf seiner Dorsalseite etwas weiter distal. Während dann der rechte Daumen gegenhält und der linke Daumen Fixationsdruck von dorsal ausübt, bringt der rechte Zeigefinger durch einen schräg nach dorsal-außen gerichteten Druck das Gelenk in Vorspannung und gibt dann noch einen zusätzlichen Schub in gleicher Neigungsrichtung (Abb. 16).

4.4.2.3. a-p-Manipulation nach palmar

Um einen Manipulationsschub in entgegengesetzter Richtung (nach schräg medial palmar) ausführen zu können, hält der Patient die Hand in Supination vorgestreckt. Der Behandler steht vor dem Patienten und wendet ihm die rechte Seite zu. Er stützt die ulnare Handkante am eigenen Körper ab und fixiert das Trapezium mit Daumen und Zeigefinger der rechten Hand. Der linke Zeigefinger liegt gekrümmt unter der Dorsalseite der Metakarpalenbasis und der Daumen auf der Palmarfläche etwas weiter distal. Während beide Daumen Gegendruck ausüben, führt der Zeigefinger Vorspannung und Manipulationsschub nach palmar aus (Abb. 17).

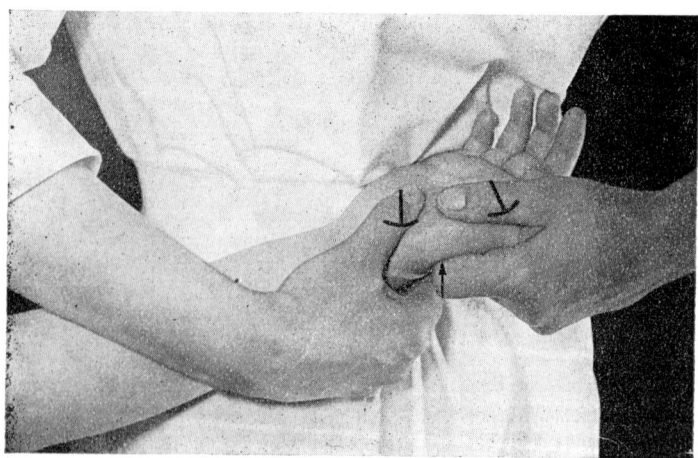

Abb. 17 Manipulationsschub nach palmar im Daumensattelgelenk (4.4.2.3.).

4.4.3. Seitlicher Neigungsschub im Sattelgelenk

Der Neigungsschub läßt sich auch in einer Ebene ausführen, die um 90° gegen die Flexion-Extension gedreht ist. Diese Bewegungsebene entspricht etwa der Fläche des Daumennagels in Ruhehaltung. Die dazugehörige Funktionsbewegung ist als palmare Abduktion Teil der Opposition des Daumens.
Ausgangsstellung ähnlich wie 4.4.2.3., die Hand ist aber nicht völlig supiniert. Der rechte Daumen und Zeigefinger halten das Trapezium, der linke Daumen und der gekrümmte Zeigefinger fassen die Basis des 1. Metakarpalen an der Innen- und Außenseite und verschieben sie gegenüber dem Trapezium in lateraler und medialer Richtung zum Zweck der Untersuchung und Behandlung.

4.4.4. a-p-Verschiebung zwischen Skaphoideum und Trapezium

Wegen der Ähnlichkeit mit dem Daumensattelgelenk folgt die Technik an dieser Stelle.
Zur Untersuchung und Mobilisation wird das Skaphoid fixiert

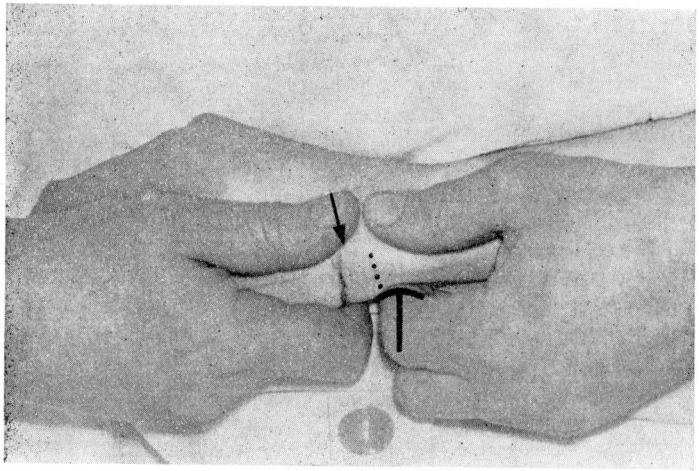

Abb. 18 Isolierte Untersuchung und Mobilisation des Gelenks zwischen Os scaphoideum oder Os trapezium (punktiert) an der vor dem Körper abgestützten leicht ulnarduzierten Hand, Verlauf des Daumensattelgelenkes auf der Haut durch einen Strich markiert (4.4.4.).

und das Trapezium mit dem Metakarpalen 1 zusammen bewegt.
Die Verschiebungsrichtung nach dorsal scheint die therapeutisch
wichtigere zu sein. Als Ausgangsstellung sind Pronation und
Supination geeignet. Das Skaphoideum wird in Pronation mit
der linken oder in Supination mit der rechten Hand von palmar
und dorsal fixiert. Dabei kann die dorsale Fixation etwas weiter
nach medial bis zum Kapitatum greifen. Die andere Hand faßt
das Trapezium mit Daumen und Zeigefinger von palmar und
laterodorsal. Das Aufsuchen dieser Strukturen wurde in 4.4. beschrieben.

Zur Untersuchung eignet sich eine schräg nach palmar-hand-
einwärts (Abb. 18) bzw. nach dorsal-radial gerichtete Verschiebebewegung. Es ist vorteilhaft, wenn die Hand dabei leicht ulnarduziert gehalten wird. Wenn die Fixation gut gelingt, dann kann
man die Gleitbewegungen zwischen Skaphoid und Trapezium
in der a-p-Richtung genau fühlen und therapeutisch ausnutzen.

4.4.5. Schüttelungstraktion am Trapezium

Es ist eine rein therapeutische Technik. Die Indikation ergibt
sich aus gestörter a-p-Verschiebung (Technik 4.4.4.).
Der zurückgelehnt sitzende Patient streckt seinen Arm vor. Um

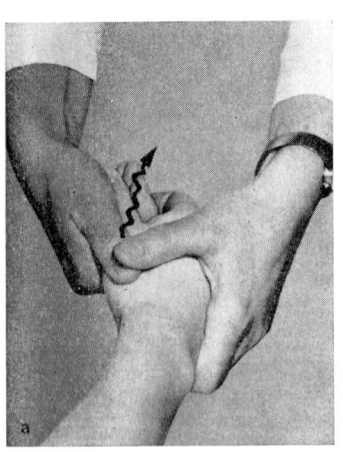 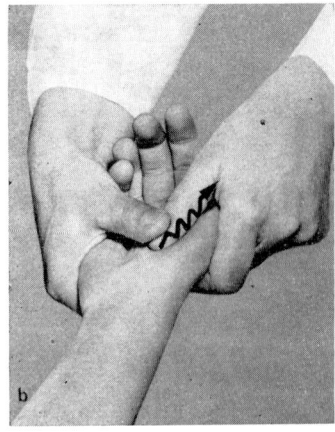

Abb. 19   Schüttelnde Traktion am Trapezium-Skaphoideum-Gelenk.
a) von dorsal in Pronation, b) von palmar in Supination
(Ausgangsstellung s. Abb. 34).

den Kontakt am Schmerzpunkt zu vermeiden, suchen wir, ob dorsal oder palmar weniger Schmerz besteht. Dort wird zuerst behandelt. Für den *Kontakt von dorsal* greift die rechte Hand den Daumen der leicht pronierten Hand. Der Behandlerdaumen schient dorsal den Daumen in voller Länge, die Daumenkuppe liegt schräg dorsal auf dem Gelenkspalt zwischen Trapezium und Skaphoid, und der Zeigefinger legt sich gekrümmt weich palmar unter das Trapezium. 3.–5. Finger umgreifen den Daumen. Die linke Hand stützt die ulnare Handkante, und ihr Daumen legt sich quer auf die Daumenkuppe der rechten Hand. Wenn nun der Patient Arm und Hand gut entspannt, sinkt die Hand in eine leichte Radialduktion und Dorsalflexion (Abb. 19a). Unter Zug am Daumen wird ein weiches, vibrierendes Schütteln ausgeführt und über den Daumenkontakt auf das Trapezium übertragen. Ein Abwinkeln oder Drücken auf dem Trapezium ist unbedingt zu vermeiden. Wenn die Traktion einen Schmerz im Sattelgelenk auslöst, muß sie entfallen und die a-p-Verschiebung (4.4.4.) benutzt werden.

Für den *palmaren Kontakt* umfaßt die linke Hand bei leicht supinierter Patientenhand den Daumen wie in der vorhergehenden Technik. Die Daumenspitze liegt nun palmar auf dem Os trapezium. Die rechte Hand stützt die ulnare Handkante des Patienten, wodurch die Hand in einer leichten Flexion und Radialduktion hängt. Der Daumen der rechten Hand legt sich quer auf die linke Daumenkuppe. Der schüttelnde Zug darf wieder keinen abknickenden Druck gegen das Trapezium ausüben und auch keinen Schmerz im Sattelgelenk provozieren (Abb. 19b).

4.5. Gelenke der Handwurzel

Die Handwurzel (Abb. 20) besteht aus den zwei Reihen Handwurzelknochen. Zwischen ihnen liegt die gekrümmte Gelenklinie des Mediokarpalgelenks. Mit dem Radius sind die Handwurzelknochen durch das Radiokarpalgelenk verbunden. Von der Ulna ist dieses Gelenk durch einen Diskus getrennt. Außerdem ermöglichen die Interkarpalgelenke unterschiedlich große Bewegungen zwischen den einzelnen Knöchelchen, deren Funktionsprüfung für die Therapie entscheidend ist. Bestimmte Bewegungen lassen sich den beiden großen Gelenklinien zuordnen.

Das *Mediokarpalgelenk* ist eine kompliziert zusammengesetzte und funktionierende Gelenklinie zwischen den beiden Reihen der Handwurzelknochen (s. Abb. 20). In dieser Gelenklinie laufen bevorzugt die *Funktionsbewegungen* Dorsalflexion und Radialduktion der Hand ab. Sie werden am besten beidseitig gleichzeitig geprüft (Abb. 21, 22), um vergleichen zu können. Die Ursache für Störungen der Radialduktion liegt oft im Ellenbogengelenk. Das sollte deshalb untersucht und behandelt werden, ehe das Handgelenk geprüft wird.
Störungen der Dorsalflexion (Aufstützen) weisen als Kaspelmuster auf das Mediokarpalgelenk hin.
Im entscheidenden mittleren Bereich der Gelenkreihe ist der

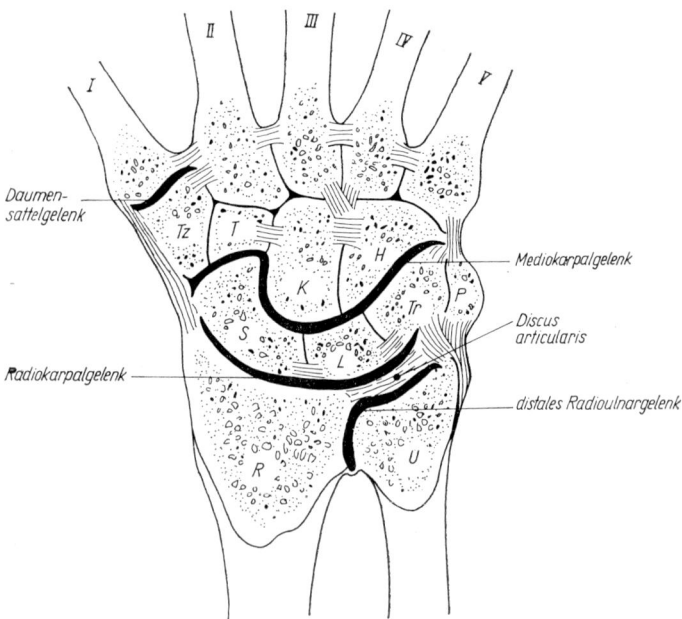

Abb. 20   Handwurzel aufgeschnitten mit Daumensattelgelenk, Mediokarpalgelenk, Radiokarpalgelenk, Discus articularis und distalem Radioulnargelenk.

(H — Hamatum, K — Kapitatum, L — Lunatum, P — Pisi forme, R — Radius, S — Skaphoideum, T — Trapezoides, Tr — Triquetrum, Tz — Trapezium, U — Ulna).
(Nach Feneis, H.: Anatomische Bildnomenklatur. Thieme, Stuttgart 1967).

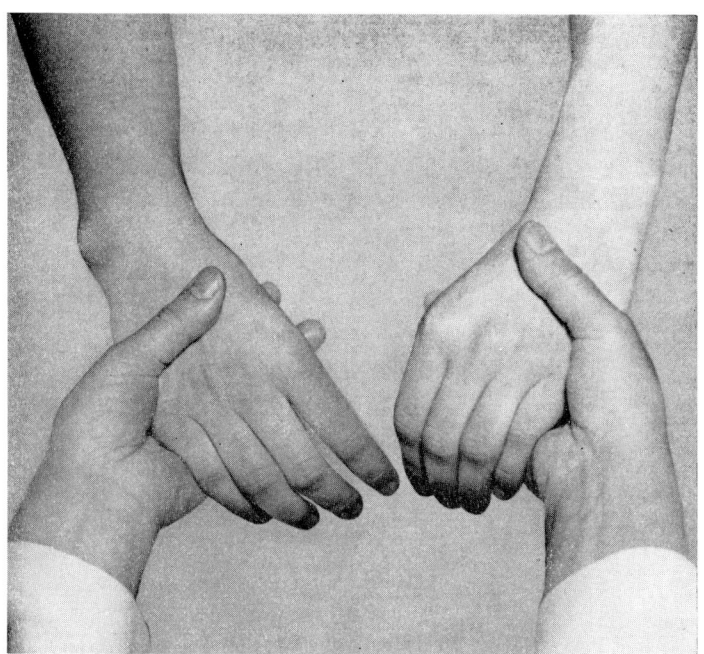

Abb. 21   Vergleichende Bewegungsausschlagprüfung
der Radialduktion.

distale Partner (Kapitatum) konvex. Dagegen ist am radialen
Ende des Gelenks der proximale Partner (Skaphoideum) konvex. Bei der *Dorsalflexion* gleitet deshalb die distale Reihe mit
dem Kapitatum nach palmar. Gleichzeitig gleitet am radialen
Ende das Trapezium nach dorsal auf das Skaphoideum. Während der *Radialduktion* kippt das Skaphoideum nach palmar
und bewirkt dadurch eine Verkürzung der proximalen Handwurzelreihe an ihrem radialen Ende. Trapezium und Trapezoides rücken nach, gleiten auf dem Skaphoid nach dorsal, nähern
sich dabei dem Processus styloideus radii und schieben das
Kapitatum und Hamatum ulnarwärts. In Abbildung 23 läßt sich
das an der Stellung des Hamatum gegenüber dem Lunatum
in Radial- und Ulnarduktion vergleichen.
Die proximale Reihe als Ganzes führt während der Radialduktion gegen den Unterarm eine Pronation (durch Palmarkippung

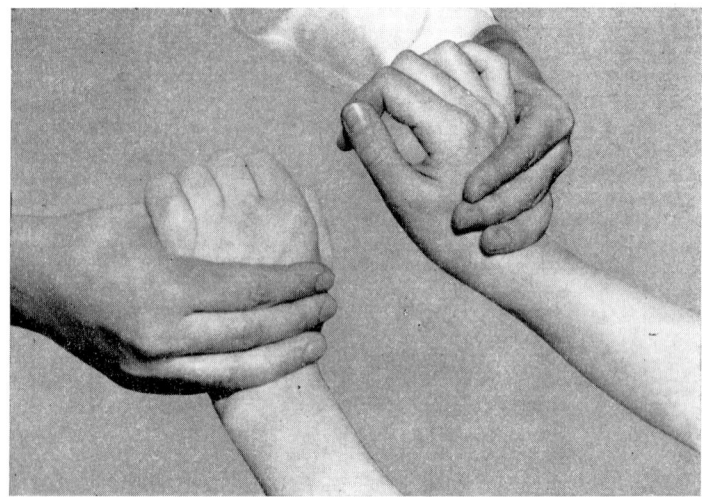

Abb. 22   Vergleichende Bewegungsausschlagprüfung der Dorsalflexion.

des Skaphoideum) aus, die im Mediokarpalgelenk durch die entsprechende Dorsalflexions- und Supinationsbewegung weitgehend kompensiert wird (Fick 1911). Aber immer werden die Duktionsbewegungen der Hand von korrigierenden Pronations- und Supinationsbewegungen des Unterarms begleitet.
Das *Radiokarpalgelenk* ist ein Ovoid. Die Gelenkpfanne des Radius wird ulnar durch den Discus articularis verlängert (s. Abb. 20). Hier spielen sich vor allem die Palmarflexion der Hand und die Ulnarduktion ab. Diese Funktionsbewegungen werden am besten vergleichend an beiden Händen gleichzeitig geprüft (Abb. 24, 25). Die Störungen der Ulnarduktion sind häufiger vom Ellenbogen her verursacht, der deshalb vorher geprüft (und behandelt) werden muß. Behinderungen der Palmarflexion weisen als Kapselmuster auf das Radiokarpalgelenk hin.
Bei der Palmarflexion gleitet die proximale Handwurzelreihe nach dorsal und bei der Ulnarduktion nach radial (s. Abb. 23 a). Einfache Blockierungen der Handwurzel liegen in der Regel nur zwischen zwei Handwurzelknochen. Sie werden beim Durchtasten der ganzen Handwurzel am erhöhten Federungswiderstand erkannt. Nur bei sehr ausgedehnten groben Störungen, vor allem im Rahmen pathomorphologischer Krankheiten (Rheu-

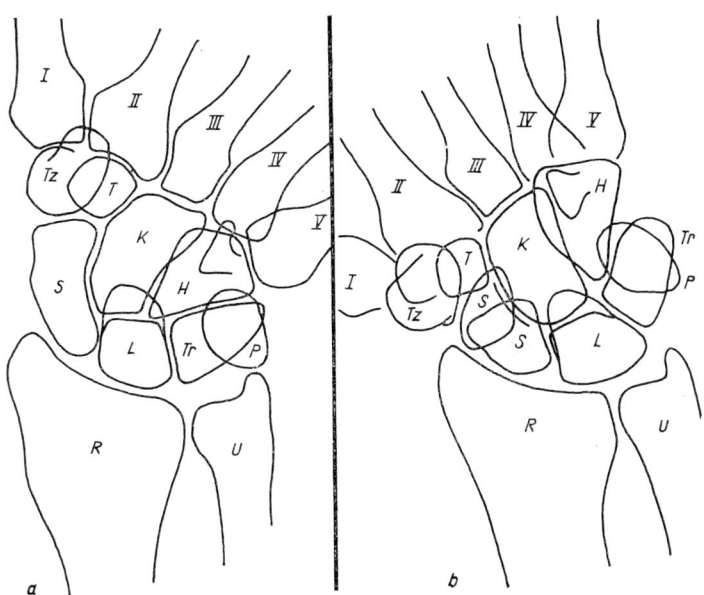

Abb. 23 Ulnarduktion (a) und Radialduktion (b) der pronierten rech-
ten Hand (Röntgenpause). Besonders deutlich sind die Formverände-
rungen im radialen Bereich der Handwurzel durch das Kippen des
Os scaphoideum in Radialduktion.
(H – Hamatum, K – Kapitatum, L – Lunatum, P – Pisiforme, R – Radius, S –
Skaphoideum, T – Trapezoides, Tr – Triquetrum, Tz – Trapezium, U – Ulna).

matoidarthritis, abgelaufene Sudecksche Dystrophie), empfiehlt
sich zunächst die pauschale Prüfung und Behandlung der ganzen Gelenkreihe.
Als *pauschale Gelenkspieltechniken* sind möglich: Die Traktion
der ganzen Handwurzel (s. 4.5.1.), das pauschale a-p-Gleiten
nach palmar im Mediokarpalgelenk (s. 4.5.2.), das pauschale
a-p-Gleiten nach dorsal im Radiokarpalgelenk (s. 4.5.3.) mit
Manipulationstechnik (s. 4.5.3.2.) und die pauschale Lateralverschiebung nach radial im Radiokarpalgelenk (s. 4.5.4.).
Bei einfachen Blockierungsbefunden ist die *gezielte isolierte
Untersuchung und Mobilisation des a-p-Gleitens einzelner
Handwurzelknochen gegeneinander* (s. 4.5.5.) möglich. Ebenso
gezielt wirken die rein therapeutischen Techniken der schütteln-

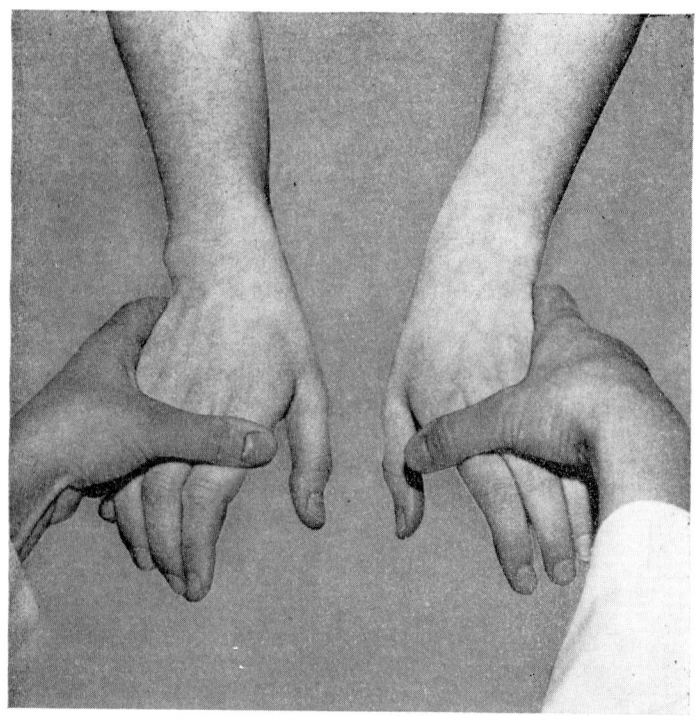

Abb. 24   Vergleichende Bewegungsausschlagprüfung der Ulnarduktion.

den Traktion (s. 4.5.6.) und die Traktionsmanipulation (s. 4.5.7.).
Eine Rotation ist zwar in den Gelenkreihen möglich, hat aber
keine diagnostisch-therapeutische Bedeutung.

4.5.1.   Traktion

Die Distraktion des Mediokarpalgelenks ist nicht isoliert möglich. Stets wirkt der Zug gleichzeitig auf das Radiokarpalgelenk
und in gewissem Grad auch auf das Ellenbogengelenk. Der Patient sitzt oder liegt, der Behandler steht seitlich rechts vor ihm.
Er greift mit seiner rechten Hand die rechte des Patienten. Die
extrem pronierte und innenrotierte linke Hand wird oberhalb
des rechtwinklig gebeugten Ellenbogens an den Oberarm ge-

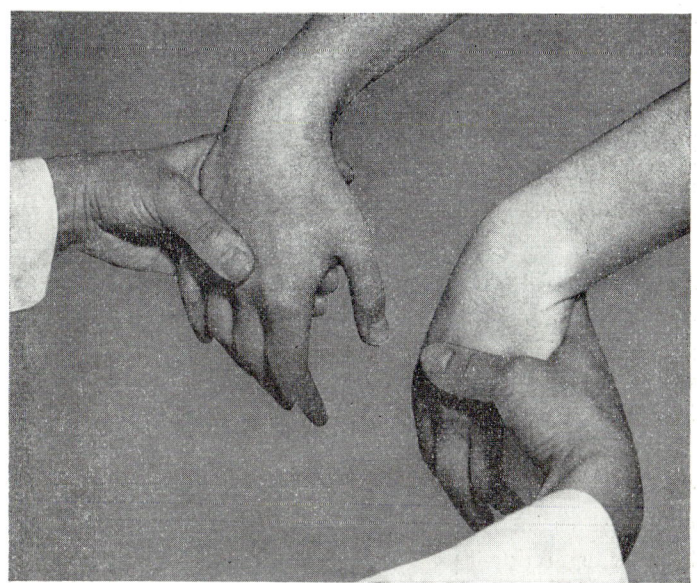

Abb. 25   Vergleichende Bewegungsausschlagprüfung der Palmar-flexion.

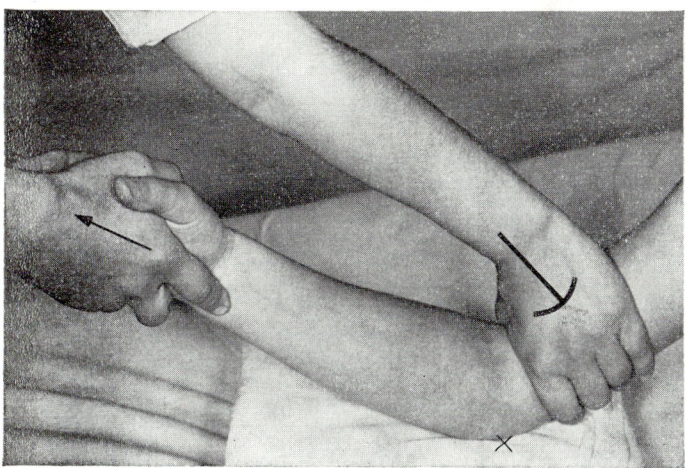

Abb. 26   Traktionszug an der Hand mit Wirkung auf Mediokarpal-gelenk, Radiokarpalgelenk und die Verbindung des Unterarms.

legt, so daß die Schwimmhaut zur Ellenbeuge weist. Gegen diesen Widerhalt zieht die rechte Hand in Richtung der Längsachse an der Hand (Abb. 26). Abstützen des Ellenbogens auf der Unterlage ist günstig.

Die ungestörte Traktion kann an einem nachgebenden Federn im Handgelenk erkannt werden, das bei ausgedehnter Blockierung fehlt. Als Behandlung hat die Traktion nur vorbereitenden Charakter.

4.5.2. Palmarverschiebung (mediokarpal)

Entsprechend den Gleitvorgängen bei der Dorsalflexion der Hand ist im Mediokarpalgelenk vor allem die Palmarverschiebung von Bedeutung. Sie wird für die Untersuchung und Behandlung verwendet.

4.5.2.1. Palmarverschiebung im ganzen Gelenk

Der Patient liegt oder sitzt, die rechte Hand proniert. Der Behandler umgreift mit der linken Hand von radial her (Abb. 27) – oder von ulnar her mit der rechten Hand – zwischen Daumen

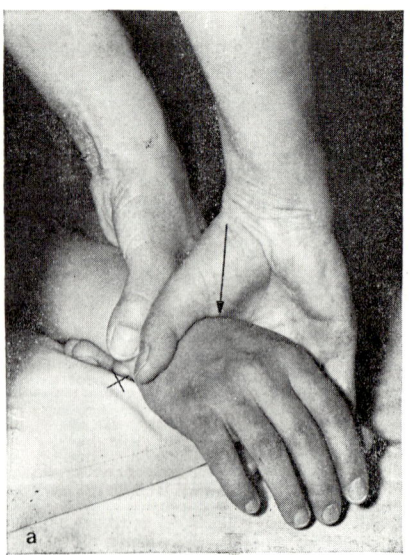

Abb. 27 a) a-p-Verschiebung im Mediokarpalgelenk nach palmar (4.5.2.1.).

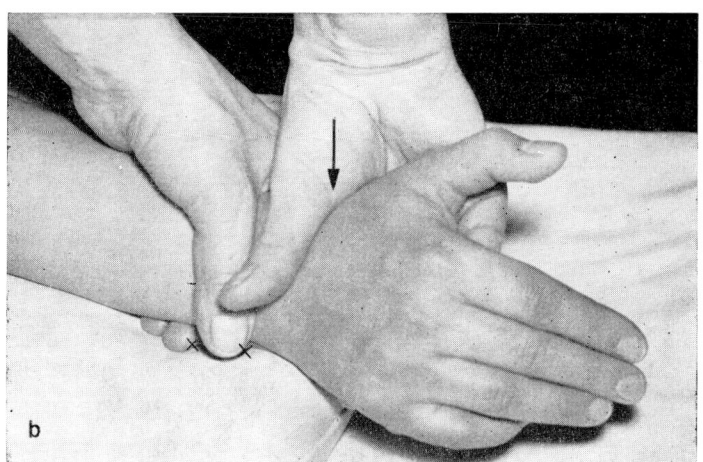

Abb. 27 b) Palmarverschiebung im radialen Anteil des Mediokarpalgelenks (4.5.2.2.).

(dorsal) und Zeigefinger (palmar) die proximale Handwurzelreihe zwischen den Styloidfortsätzen der Ulna und des Radius und fixiert sie auf der Unterlage. Die andere Hand umfaßt unmittelbar daneben und in gleicher Form die distale Handwurzelreihe. Die Finger beider Hände sind gestreckt und nur im Grundgelenk rechtwinklig gebeugt. Die distale Hand führt den Bewegungsschub von oben senkrecht in Richtung zur Unterlage nach palmar (Abb. 27 a).
Wenn bei Rheumatikern die gezielte *Selbstbehandlung* (4.5.5.3.) nicht möglich ist, wird der Unterarm proniert aufgelegt und das Radiusende an der Kante abgestützt. Die bewegende Gegenhand greift von *ulnar* her um die distale Reihe.

4.5.2.2. Palmarverschiebung im radialen Gelenkanteil

Die Verschiebungsbewegung läßt sich auf den radialen Anteil der Gelenklinie beschränken. Die Hand ist etwas aus der vollen Pronation aufgerichtet und auf ihre Ulnarkante gestützt. Der Bewegungsimpuls setzt von senkrecht oben kommend vor allem am Trapezium und Trapezoides an (Abb. 27 b).

5*

4.5.3.   Dorsalverschiebung (radiokarpal)

Die Dorsalverschiebung der proximalen Handwurzelreihe gegenüber dem Radius erfordert wegen der stark gebogenen Ge-
lenkform eine besondere Technik. Sie ermöglicht Untersuchung,
Mobilisation und Manipulation.

4.5.3.1.   Dorsalverschiebung, Untersuchung und Mobilisation

Der Patient sitzt oder liegt. Der Behandler steht vor ihm und
greift die pronierte Hand mit beiden Händen von den Rändern
her und beugt sie um 5–10° nach palmar. Die beiden Daumen
nehmen mit der Spitze auf den Enden von Radius und Ulna dorsal Kontakt (Abb. 28 a), und die Zeigefingerenden liegen mit
ihrer Radialkante unter der proximalen Reihe, der rechte unter
dem Skaphoideum und der linke unter dem Triquetrum (Pisiforme). Durch diesen versetzten Kontakt kommt es bei Druck der
Daumen nach palmar (unten) und der Zeigefinger nach dorsal
(oben) zu einer scherenden a-p-Bewegung, die noch erleichtert
wird, wenn die Daumen schräg nach proximal und die Zeigefin-

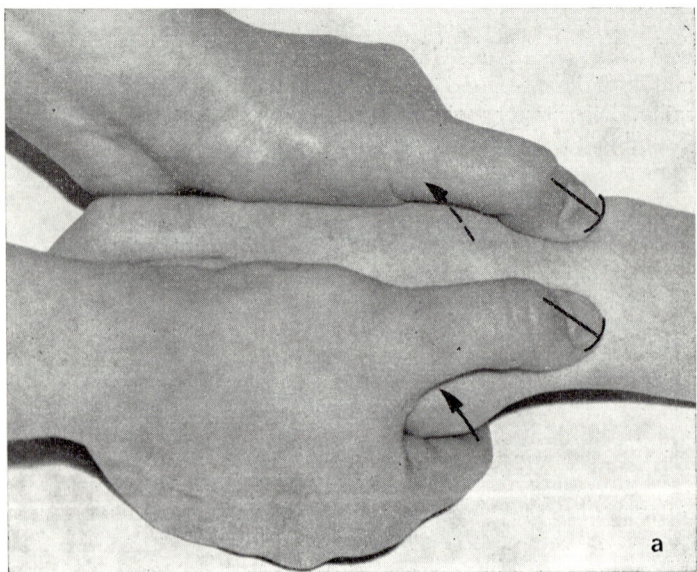

a

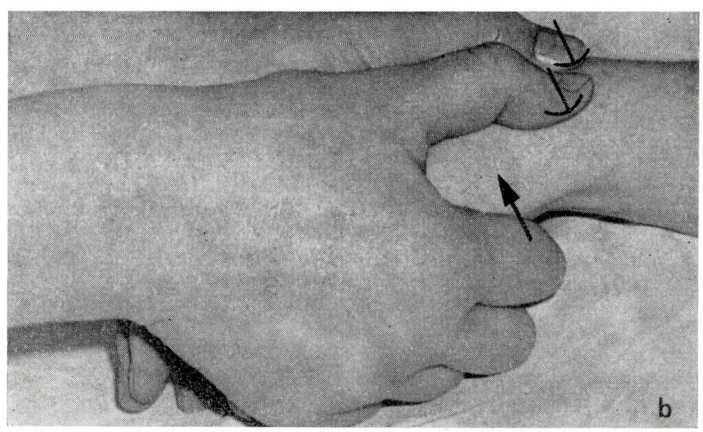

Abb. 28 a) a-p-Verschiebung nach dorsal im Radiokarpalgelenk
(4.5.3.1.) in der Ansicht von oben, b) in seitlicher Ansicht.

ger schräg nach distal drücken und dadurch eine leichte Traktionsspannung im Gelenk erzeugen (Abb. 28 b).
Für Untersuchung und Mobilisation wird die Dorsalverschiebung
mit geringfügiger Kraft ausgeführt. Das ungestörte Gelenk erlaubt eine weiche Verschiebungsbewegung. Die Technik ist
schwierig und zur Selbstbehandlung ungeeignet.

4.5.3.2. Dorsalverschiebungsmanipulation (radiokarpal)

Auch diese Technik ist pauschal auf das ganze Radiokarpalgelenk gerichtet und damit wenig gezielt. Der Patient sitzt oder
liegt und hat den rechtwinklig gebeugten Ellenbogen so aufgestützt, daß der Unterarm senkrecht und die Hand gestreckt
und in Mittelstellung zwischen Pronation und Supination steht.
Der Behandler legt nun seine Daumenballen von palmar und
dorsal so an das Handgelenk, daß seine Daumen zum Daumen
der Patientenhand hinweisen. Der palmar liegende Daumenballen nimmt unter der proximalen Handwurzelreihe Kontakt,
wobei sich die Wölbung des Daumenballens der Krümmung des
Gelenkverlaufs anpaßt. Der dorsal liegende Daumenballen
nimmt auf den Unterarmknochen Kontakt und liegt etwa 2 cm
proximal von der Gegenhand. Das Lunatum reicht im Verhältnis
zu den Styloidfortsätzen weit nach proximal, was bei passiven
Handbewegungen gut palpiert werden kann. Es ist daher unbe-

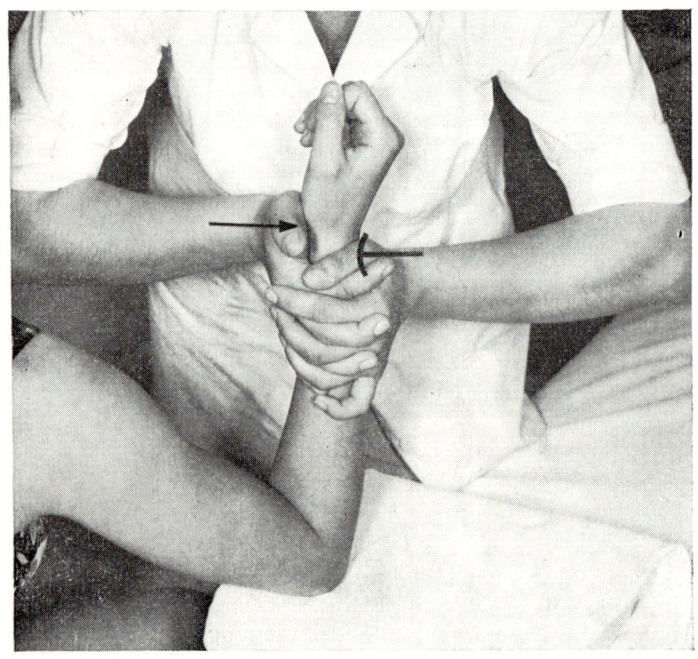

Abb. 29   Manipulation im Radiokarpalgelenk nach dorsal (4.5.3.2.).

dingt darauf zu achten, daß die dorsale Hand nicht auf der Gelenklinie liegt. Der Behandler faltet dann die Finger über der
Radialseite, spannt die Daumenballen durch Adduktion der
Daumen hart an und spreizt die Ellenbogen nach beiden Seiten
ab, so daß beide Unterarme in einer Achse liegen. Das Gelenk
wird durch gleichzeitigen Druck von beiden Seiten in Vorspannung gebracht und dann durch einen Stoß in gleicher Richtung
manipuliert (Abb. 29).

4.5.4.   Lateralverschiebung nach radial

Die Lateralverschiebung nach radial muß berücksichtigen, daß
die Krümmung des Gelenkspalts eine reine Lateralbewegung
nicht erlaubt. Vielmehr ist jedes Gleiten nach radial mit einer
gewissen Ulnarduktion der Hand verbunden.
Der Patient sitzt oder liegt und hält seine Hand proniert. Der

Behandler steht vor ihm und faßt mit der pronierten rechten Hand den Unterarm von radial (Schwimmhaut über dem Styloidfortsatz des Radius) und mit der supinierten linken Hand die Patientenhand von ulnar her (Schwimmhaut seitlich über dem Triquetrum). Die Ellenbogen werden auseinandergespreizt. Nach Fixation des Unterarms wird die Hand unter leichter Ulnarduktion nach radial verschoben (Abb. 30).

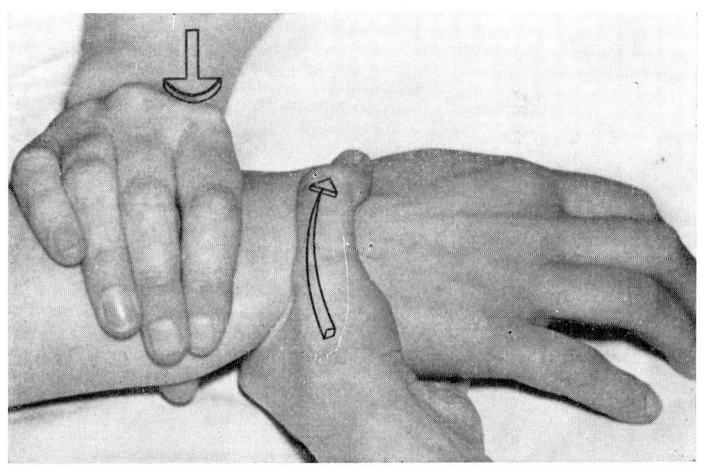

Abb. 30   Reine Lateralverschiebung im Radiokarpalgelenk nach radial (4.5.4.).

4.5.5.   Verschiebung der einzelnen Handwurzelknochen

4.5.5.1.   Untersuchung

Der Patient sitzt oder liegt und hält die Hand proniert. Der Untersucher greift mit Daumen und Zeigefinger der einen Hand einen Handwurzelknochen von dorsal und palmar und mit der anderen Hand einen benachbarten in gleicher Weise (Abb. 31). Während die eine Hand fixiert, prüft die andere, ob mit minimaler Kraft eine Federung oder sogar eine Verschiebung auslösbar ist. Jeder Krafteinsatz erschöpft die geringfügigen Verschiebungen von vornherein. Deshalb darf auch das Zufassen

nur in einem zarten Tasten, nie in einem kräftigen Halten bestehen. Es ist gleichgültig, ob beide Hände von derselben Handkante her oder von beiden Seiten fassen. Die Untersuchung beginnt am besten im ulnaren Anteil der Handwurzel. Hier sind
deutliche Verschiebungen zu tasten und Blockierungen selten.
So erhält man einen Eindruck von der individuellen Beweglichkeit der Hand, der beim Fortschreiten zum weniger beweglichen
und häufiger gestörten radialen Anteil der Handwurzel hilfreich
ist.
Funktionsstörungen finden sich vor allem zwischen Kapitatum
und Lunatum, Lunatum und Skaphoid, Skaphoid und Trapezium
sowie Trapezoid. Wegen der gleichen Technik wird diese Untersuchung immer zeitlich kombiniert mit der Prüfung der Karpo-
metakarpalgelenke (s. 4.3.3.).

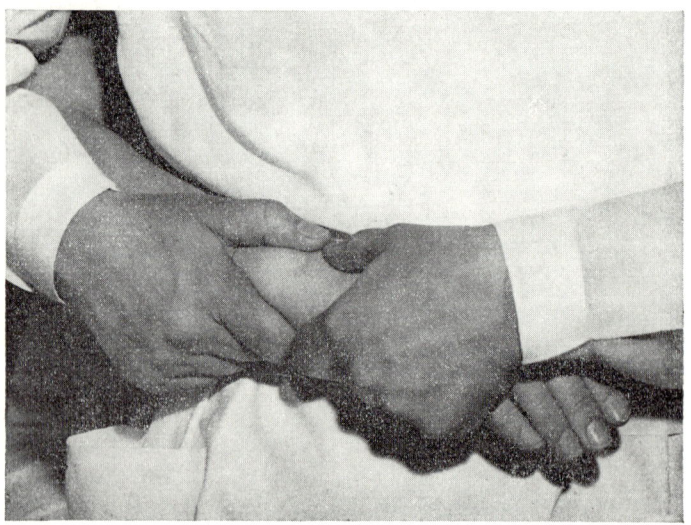

Abb. 31   Untersuchung des a-p-Gelenkspiels zwischen einzelnen Handwurzelknöchelchen (4.5.5.1.).

4.5.5.2.   Behandlung

Zur Behandlung zwischen zwei Karpalknochen läßt sich neben
der Untersuchungstechnik der „Scherengriff" einsetzen. In gleicher Ausgangsstellung des Patienten legt der Behandler beide

Daumen auf den einen und beide Zeigefinger von der Gegenseite auf den benachbarten Handwurzelknochen (Abb. 32) und
verschiebt sie durch leichten Druck der Finger gegeneinander.

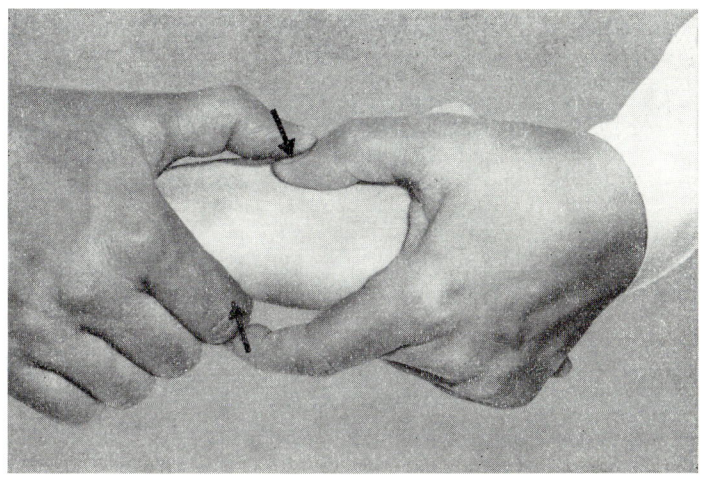

Abb. 32 a-p-Mobilisation benachbarter Handwurzelknöchelchen
gegeneinander, „Scherengriff" (4.5.5.2.).

4.5.5.3. Selbstbehandlung

Der Patient führt mit versetztem Zeigefinger-Daumen-Kontakt
eine scherende Bewegung an den beiden gestörten Handwurzelknochen selbst aus (Abb. 33).

4.5.6. Schüttelnde Traktion der einzelnen Karpalverbindungen

Der Patient sitzt zurückgelehnt auf dem Stuhl und streckt seinen
Arm proniert vor. Der Behandler umfaßt die Finger von beiden
Seiten und legt die beiden Daumen übereinander auf die Dorsalseite des jeweils distalen Partnerknöchelchens (Abb. 34).
Für die Behandlung zwischen Skaphoid und Lunatum kann auch
der palmare Kontakt am Skaphoid bei supinierter Hand versucht werden (analog Abb. 19 b). Nun bringt der Behandler die
Handwurzel in mäßige Traktionsspannung in Unterarmrichtung
und übt ein kleinschlägiges (beinahe vibrierendes) Schütteln

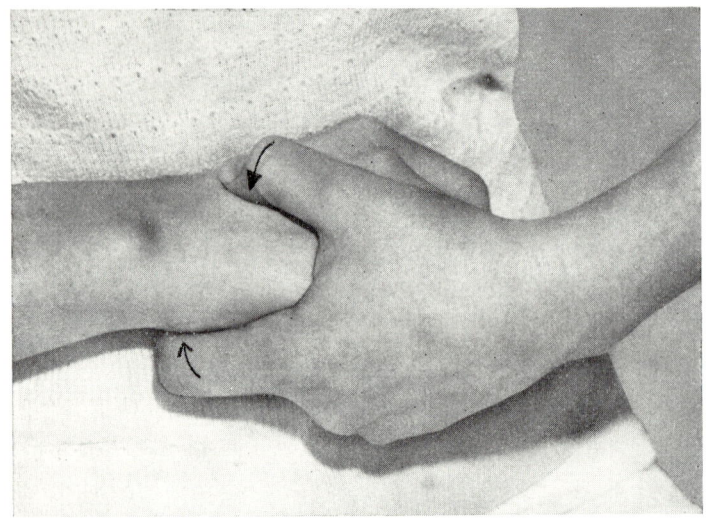

Abb. 33 Selbstmobilisation der a-p-Verschiebung einzelner Handwurzelknöchelchen gegeneinander (4.5.5.3.). Hier Kapitatum gegen
Lunatum.
(4.5.6.).

mit ganz lockerer Hand auf den Kontaktpunkt aus. Dabei darf
keinesfalls ein Abknicken der Handwurzel erlaubt werden.

4.5.7. Traktionsmanipulation der Handwurzel

In gleicher Ausgangsstellung wie 4.5.6. kann eine Manipulation
am Mediokarpalgelenk erfolgen. Der Patient sitzt angelehnt.
Der Behandler steht vor ihm und faßt die ihm entgegengehal-
tene pronierte Hand von beiden Seiten. Die Daumen liegen
über dem Os capitatum auf dem Handrücken (Verlängerung des
3. Fingers). Unter leichter Dorsalflexion wird das Gelenk durch
Traktionszug (Ellenbogen gestreckt) in Vorspannung gebracht
und die Manipulation als reiner Traktionszug in der Verlängerung des Armes ausgeführt, ohne die Dorsalflexion weiter zu
verstärken (s. Abb. 34).
Auch dieser Handgriff läßt sich gezielt auf den radialen Anteil
der Gelenklinie anwenden. Die Hand wird etwas weniger proniert und außer nach dorsal auch etwas radial duziert. Die

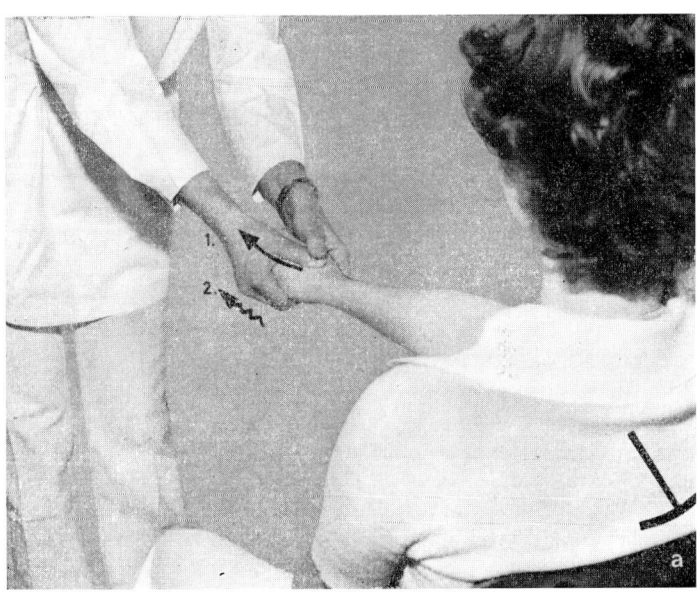

Abb. 34 Schüttelnde Traktionsmobilisation einzelner Karpalgelenke

Aus der gleichen Ausgangsstellung (a) ist die Traktionsmanipulation möglich (4.5.7.),

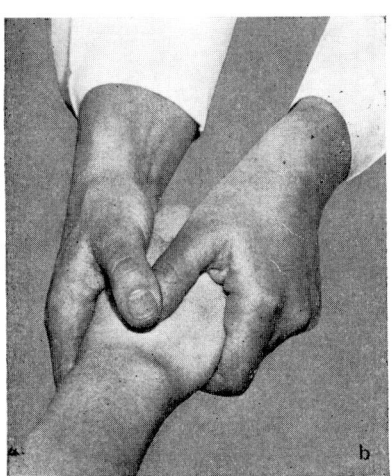

b) Detail: Kontakt auf dem Kapitatum.

Daumen liegen auf der Gelenklinie zwischen Skaphoideum und Trapezium, nicht auf dem Trapezium selbst. Vorspannung und Manipulationszug richten sich in die reine Traktion wie beim vorhergehenden Griff. Wegen der Ausgangsstellung wird dabei die Palmarkippung des Skaphoideum wieder hergestellt.

4.6.   Ellenbogengelenk

Extension/Flexion   0°–10°/0°/150°
Supination/Pronation (90° Flexion) 80°–90°/0°/ 80°–90°

Das Ellenbogengelenk und die Verbindung der Unterarmknochen werden ihres engen funktionellen Zusammenhangs wegen gemeinsam besprochen.
Es handelt sich um das humeroulnare, das humeroradiale, das proximale radioulnare und das distale radioulnare Gelenk mit den *Funktionsbewegungen* Beugung–Streckung und Pronation –Supination. Der humeroradiale Gelenkflächenkontakt hat keine erkennbare Bedeutung für Funktionsstörungen.
Die *Beuge-Streck-Bewegung* wird vom humeroulnaren Scharniergelenk knöchern geschient und durch Bänder straff geführt. Beide Kollateralbänder ziehen von den Epikondylen zur Ulna, ulnar direkt, radial indirekt über das Lig. anulare. Der Radius hat keine Bandverbindung zum Oberarm. Das humeroradiale Gelenk hat für die Scharnierbewegung keine Bedeutung. Das Radiusköpfchen gleitet mit der Ulna zusammen je nach Handbewegung in unterschiedlicher Drehstellung in die Beugung und Streckung. Bei Störungen des Ellenbogengelenks ist die Beugung als erstes und am stärksten eingeschränkt (Kapselmuster). Außerdem zeigt sich die Blockierung oft beim Endfedern in der Streckung.
Wir untersuchen dazu beide Ellenbogengelenke vergleichend. Der Behandler steht vor dem Patienten und nimmt dessen Hände unter die Achseln. Die Ellenbogen werden von dorsal mit der Handfläche abgestützt und abwechselnd nach oben in die volle Streckung gedrückt (Abb. 35). Normalerweise ist dabei ein weich gebremstes federndes Bewegungsende zu fühlen. Die Blockierung des Gelenks zeigt sich dagegen in einem harten Anschlag ohne die Möglichkeit eines weiteren Nachfederns. Wenn bei einer Behinderung der vollen Streckung keine Blockierung

nachweisbar wird (Seitneigungsfedern), dann ist zunächst die Relaxation des M. biceps brachii (s. 7.4.) angezeigt. Ein Druckschmerz am Radiusköpfchen beruht oft auf einem schmerzhaften Bizepssehnenansatz.

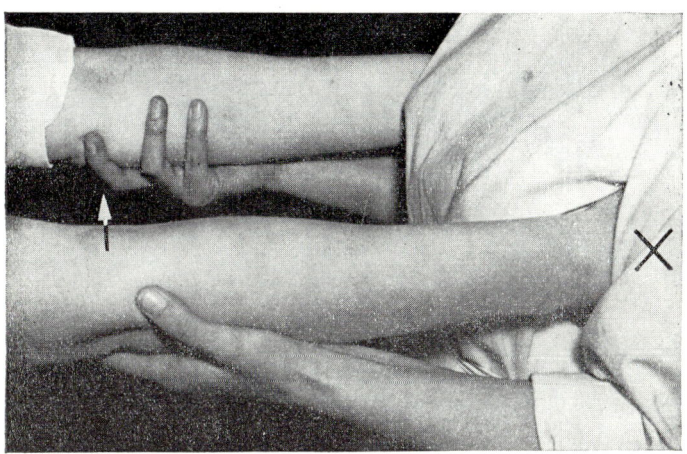

Abb. 35   Untersuchung der Extension im Ellenbogengelenk (Endwiderstand im Seitenvergleich nacheinander).

Zwischen den beiden Unterarmknochen sorgt eine straffe Membran außer dem Lig. anulare radii für den Zusammenhalt während der *Umwendebewegungen.* Die Bewegungen werden von den Radioulnargelenken geführt. Die Gelenke über dem Scheitel des Radius- und Ulnaköpfchens sind dagegen nur lockere Kontaktflächen mit weiter Kapsel, da sie auch an den Flexions-Extensions-Bewegungen des Ellenbogens und der Hand zwangsläufig teilnehmen müssen. Die Drehachse der Handwendebewegung verläuft in der Längsrichtung des Unterarms proximal durch das Radiusköpfchen (Humeroradialgelenk) und distal durch das Ulnaköpfchen und damit durch den zwischen ihm und dem Discus articularis gelegenen Anteil des distalen Radioulargelenks. Daher führen die Gelenkflächen zwischen Radius- und Ulna anteroposteriore Gleitbewegungen und die Flächen über dem Scheitel des Radius- und Ulnarköpfchens kreiselnde Bewegungen aus.
Die Wendebewegungen werden bei sitzendem Patienten unter-

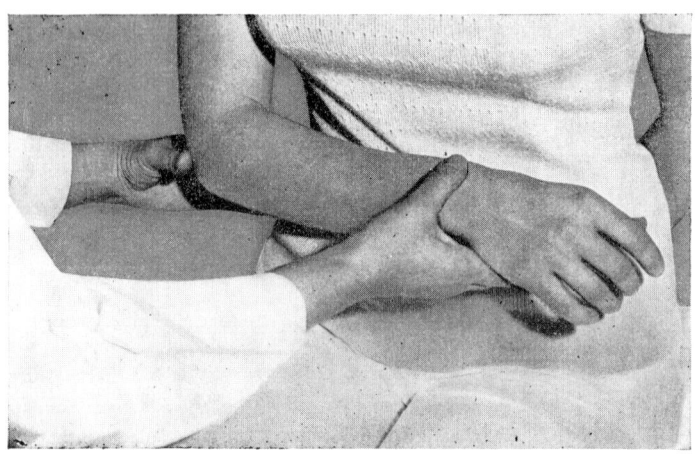

Abb. 36   Untersuchung der Pronation (Ausschlag und Endwiderstand) im Seitenvergleich. Aus der gleichen Stellung wird die Relaxationsmobilisation für die Pronation durchgeführt (4.6.7.1.).

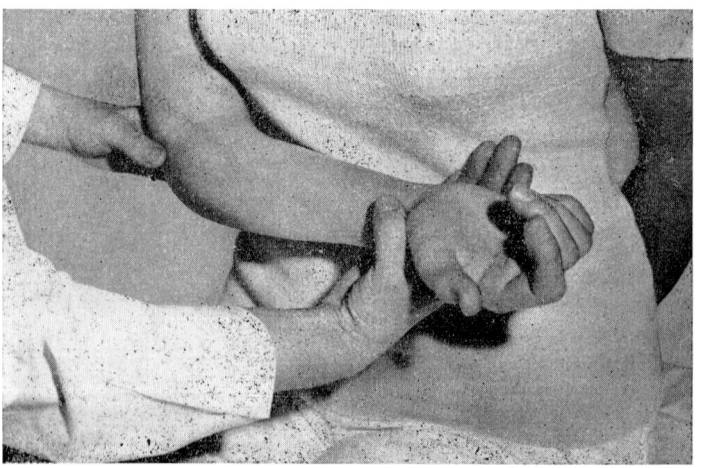

Abb. 37   Untersuchung der Suspination (Ausschlag und Endwiderstand) im Seitenvergleich. Aus der gleichen Stellung wird die Relaxationsmobilisation für die Supination durchgeführt (4.6.7.2.).

sucht. Die eine Hand fixiert den Ellenbogen des Patienten an dessen Körper, und die andere führt die Pronation (Abb. 36) bzw. die Supination (Abb. 37) bis an den Endwiderstand heran. Im Seitenvergleich werden nacheinander der Bewegungsausschlag und der Widerstand am Ende geprüft.

Auf das *humeroulnare Scharniergelenk* wirken: Die Distraktion in rechtwinkliger Beugung (s. 4.6.1.), die alternierende isometrische Flexion und Extension (s. 4.6.2.) sowie das Seitneigungsfedern als Untersuchung und Behandlung (s. 4.6.3.). Auf die *radioulnaren Unterarmverbindungen* wirken der Zug in der Unterarmlängsachse (s. 4.6.4.), die isolierten a-p-Bewegungen des proximalen (s. 4.6.5.) und distalen Radioulnargelenks (s. 4.6.6.) sowie die postisometrische Relaxationsmobilisation (s. 4.6.7.) der Pronation und Supination, mit der die Therapie beginnt. Schmerzpunkte des Ellenbogengelenks liegen vor allem an den Epikondylen, radial (Ursprung der Streckmuskulatur) und ulnar (Beuger), am Radius (Bizepsansatz, Supinator) und Olekranon. Der Epikondylenschmerz erhielt zwar wegen seiner Vordergründigkeit eine eigene Krankheitsbezeichnung („Epikondylitis"), ist aber ein Beispiel für das wechselnde Zusammenspiel mehrerer Faktoren bei der Schmerzentstehung im Bewegungssystem. Deshalb muß beim Ellenbogenschmerz immer zuerst die Funktion der Halswirbelsäule (mittlere und untere) und des Ellenbogengelenks selbst untersucht und behandelt werden. Hinter einem langdauernden (mehrmonatigen) Epikondylenschmerz kann sich ein zervikales Radikulärsyndrom verbergen. Nahezu jedes C 6-Radikulärsyndrom führt in seinem Verlauf auch zu einem radialen Epikondylenschmerz. Bei vorhandener Funktionsstörung und/oder bei muskulärer Inkoordination (vor allem bei hypermobilen Gelenken) wirken einförmig wiederholte oder länger dauernde Greifleistungen der Hand als äußerer begünstigender Faktor. Nach Prüfen aller Faktoren richtet sich das *therapeutische Vorgehen* streng auf die erhobenen Befunde in der Reihenfolge Wurzel-Gelenk-Muskel-Schmerzpunkt. Es gibt keine vorgefertigten Therapieprogramme. Leitprinzip ist die krankengymnastische Wiederherstellung der gestörten (Muskel-) Funktionen (s. dazu 7.4.).

Für Störungen der Duktionsbewegungen der Hand und Schmerzen in der Handwurzel sind oft Ellenbogengelenkstörungen verantwortlich (Stenotypistin). Humeroulnargelenk, Seitfederung und Wendebewegungen sind dann sorgfältig zu prüfen.

4.6.1. Humeroulnare Distraktion
bei rechtwinklig gebeugtem Ellenbogen

Durch das Olekranon wird die Distraktion der humeroulnaren
Gelenkflächen bei Längsachsenzug verhindert. Sie ist erst möglich, wenn der Unterarm rechtwinklig gebeugt in der Längsachse
des Oberarms gezogen wird. Der Patient liegt am rechten Bankrand. Der Behandler sitzt ihm zugewendet seitlich neben dem
Patienten in Höhe der Hüfte. Der Behandler beugt sich etwas
vor und stützt das distale Ende des rechtwinklig gebeugten Unterarms vorn an seiner Schulter ab. Die rechte Hand faßt um
das proximale Unterarmende in der Ellenbeuge.
Der Behandler legt die linke Hand mit der Ulnarkante auf den

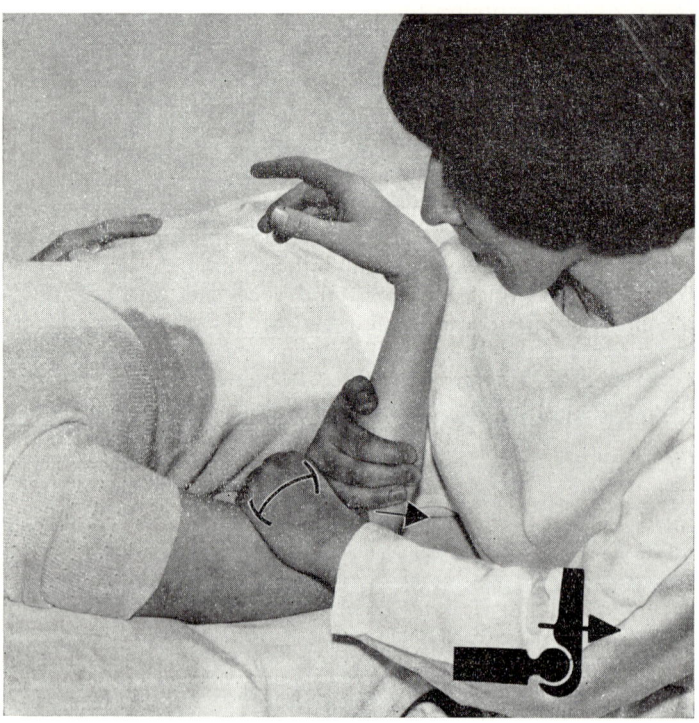

Abb. 38 Humeroulnare Distraktion am rechtwinklig gebeugten Ellenbogen (4.6.1.).

Oberarm unterhalb des Bizepsbauches. Die Hand ist hohl zu-
sammengelegt und stützt sich mit der Daumenseite gegen die
rechte Behandlerhand ab. Während nun die rechte Hand die
Traktion am Unterarm ausführt, fixiert die linke den Oberarm
und spreizt sich unterstützend gegen die Zughand (Abb. 38).

4.6.2. Alternierende isometrische Flexion und Extension

Es ist eine reine Behandlungstechnik. Der Patient sitzt etwas erhöht. Der Behandler fixiert das rechte Handgelenk in seiner
rechten Achselhöhle und den Ellenbogen leicht gebeugt mit beiden Händen. Auf das jeweils im Schrittrhythmus gegebene Kom-
mando drückt der Patient den Unterarm mit mäßiger Kraft abwechselnd in die Beugung und Streckung. Der Behandler hält
jeweils von ventral (Streckung) oder dorsal (Beugung) gegen.
Er muß jede Bewegung verhindern. Schmerz läßt sich durch ge-
ringeren Krafteinsatz vermeiden (Abb. 39). Der Wirkungsmecha-
nismus ist unklar. Die Besserung des Gelenkspiels beruht vielleicht auf kleinen a-p-Bewegungen durch den Muskelzug. Die

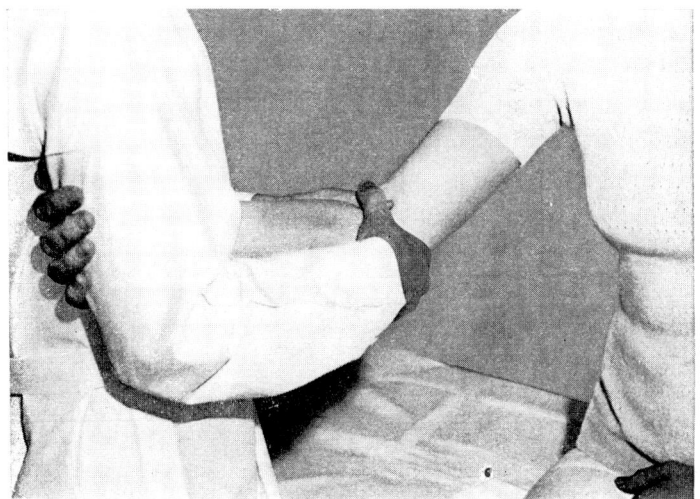

Abb. 39 Alternierende isometrische Flexion und Extension des Ellenbogens gegen Widerstand (4.6.2.), Ausgangsstellung.

Technik ist zur Therapieeinleitung noch besser geeignet als die Traktion. Weiterbestehende Störungen des Seitneigungsfederns sind danach nicht mehr so hart und nicht mehr schmerzhaft. Sie werden dann mit der entsprechenden Gelenkspielrichtung behandelt.

4.6.3.   Seitliches Neigungsfedern am Ellenbogen

Die wichtigste Untersuchungstechnik des Humeroulnargelenks im Gelenkspiel ist das Seitneigungsfedern (s. Abb. 3 h), eine typische Scharniergelenkprüfung, die sich auch als gezielte Mobilisation eignet. Das Seitneigungsfedern führt außerdem zu einer geringen Verschiebung in den radioulnaren Gelenken, wie Abbildung 40 das vergröbert darstellt. Da die Federung öfter schmerzhaft ist, braucht diese Technik eine Vorbehandlung (z. B. durch 4.6.2.).

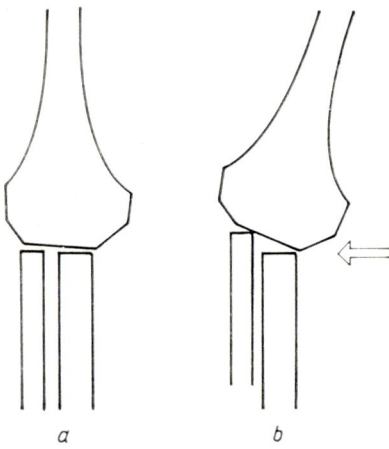

a   *b*

Abb. 40   Schematische Darstellung des Seitneigungsfederns am Ellenbogengelenk (4.6.3.).

a) Ausgangsstellung,
b) bei fixiertem Unterarm wird auf die Gelenkgegend ein seitlicher Schub ausgeübt, wodurch sich der Oberarm gegen den Unterarm abwinkelt. Der auf der Konvexseite liegende Unterarmknochen wird im Verhältnis zu dem anderen nach proximal heraufgezogen, wodurch in beiden Radioulnargelenken eine Verschiebung in der Längsachse zustande kommt. Die Gelenke zwischen Humerus und beiden Unterarmknochen öffnen sich auf der Konvexseite.

4.6.3.1.   Untersuchung

Vor allem zur Untersuchung, aber auch zur Behandlung eignet sich eine Technik, bei der der Ellenbogen mit beiden Händen geführt wird (Abb. 41). Der Patient sitzt. Der Behandler steht vor seiner rechten Seite, klemmt das Handgelenk des zu untersuchenden Arms unter den rechten oder linken Arm und umfaßt mit beiden Händen das Ellenbogengelenk. Die Daumen liegen

in der Ellenbeuge, die übrigen Finger weit gespreizt zur Palpation und Führung unter der Dorsalseite des Ellenbogengelenks.
Der Ellenbogen wird ganz leicht angebeugt und dann aus einer
Körperdrehung nach ulnar und radial gefedert. Durch das beid-
händige Halten kann ein Ausweichen des Ellenbogens in die
Beugung oder Streckung leicht vermieden werden. Das Federn
nach ulnar ist weicher als das nach radial. Bei Blockierungen des
Gelenks ist das Federn erschwert oder sogar aufgehoben (Seitenvergleich).

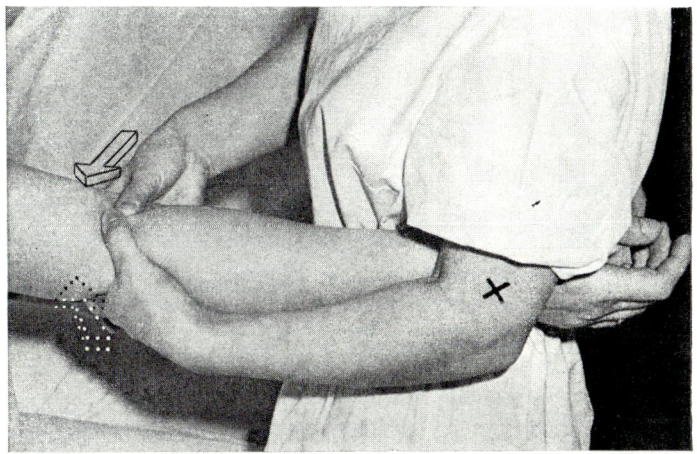

Abb. 41 Untersuchung des seitlichen Neigungsfederns am Ellenbogengelenk mit beidhändiger Führung (4.6.3.1.).
Glatter Pfeil: Federung nach radial, punktierter Pfeil: Federung nach ulnar.

4.6.3.2. Therapeutische Federung nach ulnar

Um eine therapeutische Federung nach ulnar auszuführen, steht
der Behandler etwas seitlich vor dem Unterarm und drückt das
supinierte Handgelenk mit der rechten Hand gegen seine rechte
Körperseite. Er stützt seine linken Unterarm am eigenen Körper
ab, umfaßt mit der linken Hand von außen her das Ellenbogengelenk und bringt es in eine geringfügige Beugung von etwa
10°–20°. Unter genauer Beibehaltung dieser Beugestellung
dreht der Behandler den ganzen Körper aus den Füßen heraus
und überträgt diese Bewegung als federnden Druck nach ulnar
auf das Gelenk (Abb. 42 a).

4.6.3.3.   Therapeutische Federung nach radial

Um die Federung nach radial auszuführen, steht der Behandler vor dem sitzenden Patienten, greift mit der linken Hand das

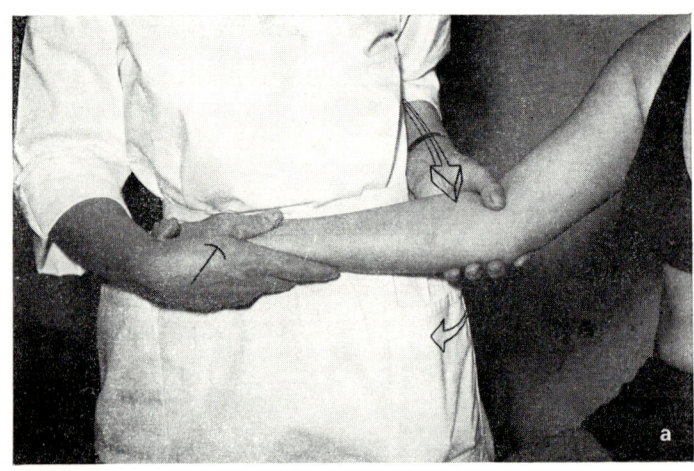

Abb. 42 a)   Therapeutische Seitneigungsfederung nach ulnar (4.6.3.2.).

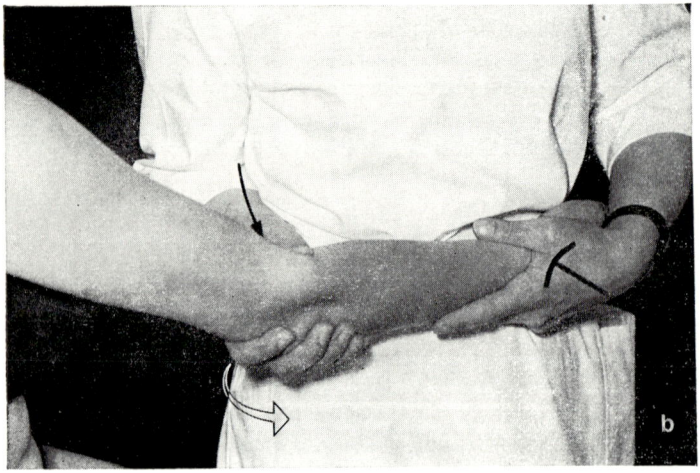

Abb. 42 b)   Therapeutische Seitneigungsfederung nach radial (4.6.3.3.).

supinierte Handgelenk und fixiert es am eigenen Körper. Seinen rechten Arm stützt er rechtwinklig gebeugt mit dem Ellenbogen am Körper ab und faßt mit der rechten Hand das Ellenbogengelenk des Patienten von innen her, bringt es in eine leichte Beugestellung von etwa 20° und drückt es aus einer Körperdrehung heraus zart federnd nach radial (Abb. 42 b). Es ist dabei vor allem darauf zu achten, daß der Druck kein Ausweichen in die Beugung gestattet. Im Schultergelenk ist der Arm nach vorn gehoben. Auf keinen Fall darf er in Abduktion gebracht werden, weil das dem Patienten die Entspannung unmöglich macht.

4.6.4. Längszug am Radius

Wenn ein Längszug als therapeutische Technik so ausgeführt wird wie 4.5.1. (s. Abb. 26), dann überträgt er sich von der Hand auf den Radius, und es kommt zur Distraktion im Humeroradialgelenk. Da die Ulna im Ellenbogengelenk mit dem Olekranon eingehakt ist, hat der Zug auf sie kaum eine Wirkung, und es resultiert eine Längsverschiebung der beiden Unterarmknochen gegeneinander. Das distale und proximale Radioulnargelenk sind daher mit dieser Technik gut beeinflußbar (Zug unter wechselnden Wendestellungen der Hand).

4.6.5. a-p-Bewegungen am Radiusköpfchen

Die a-p-Bewegungen im proximalen Radioulnargelenk werden von gleichgerichteten Verschiebungen im Humeroradialgelenk begleitet.

4.6.5.1. Untersuchung

Der Patient sitzt erhöht auf einer Untersuchungsbank. Der Behandler steht vor ihm und klemmt die Hand des Patienten mit dem linken Ellenbogen gegen den Körper und stützt mit dem Unterarm den des Patienten ab. Die rechte Hand greift den rechtwinklig gebeugten Ellenbogen von medial her. Dabei darf der Arm des Patienten im Schultergelenk auf keinen Fall außenrotiert sein, eher ist noch eine leichte Innenrotation günstig, weil sie die Entspannung fördert. Die linke Hand nimmt dann mit Daumen und Zeigefinger auf der Beuge- und Streckseite am

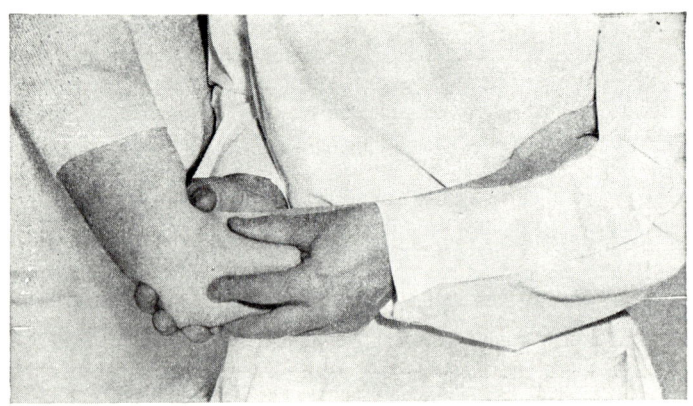

Abb. 43   a-p-Verschiebung des Radiusköpfchens (4.6.5.1.).

Radiusköpfchen Kontakt und führt die a-p-Verschiebung zu Untersuchungszwecken durch. Die Maximalschmerzpunkte sind bei
der Kontaktnahme unbedingt zu vermeiden. Das macht manchmal einiges Suchen erforderlich (Abb. 43).
Bei einem Schmerzpunkt am Radiusköpfchen empfiehlt sich die
postisometrische Relaxation des Bizeps in Ellenbogenstreckstel-
lung vor der eigentlichen Mobilisation.

4.6.5.2.   Mobilisation

Zur Mobilisation des Radiusköpfchens legt sich aus der Ausgangsstellung der Abbildung 43 die rechte Hand mit den gleichnamigen Fingern auf die der linken und führt dann eine ring-
förmige Drehbewegung um den Unterarm aus, wobei sich die
Mitbewegung der Weichteile nicht vermeiden läßt. Da das
Humeroulnargelenk eine Rotation nicht erlaubt, bleibt die Ulna
trotzdem unbewegt, und das Radiusköpfchen läßt sich gegen
sie verschieben.

4.6.6.   Distales Radioulnargelenk

Das distale Radioulnargelenk läßt sich isoliert in anteroposteriorer Richtung untersuchen und behandeln.
Der Patient legt den supinierten Unterarm auf eine feste Unterlage. Der Behandler steht vor der Hand, greift das Radiusende

mit der linken Hand zwischen Daumen und Zeigefinger und fixiert es. Mit der rechten Hand faßt er dann das distale Ulnaende und untersucht in beiden Richtungen, wobei die palmare Richtung die wichtigere ist, weil sie dem Ende der Supination entspricht. Umgekehrt läßt sich bei proniertem Unterarm besser die Ulna fixieren (linke Hand) und das Radiusende nach palmar (unten) bewegen. Das distale Radioulnargelenk ist meistens in Zusammenhang mit dem Handgelenk gestört.

4.6.7. Postisometrische Relaxationsmobilisation der Pronations- und Supinationseinschränkung

Einschränkungen der Armwendebewegungen sind immer mit muskulären Verspannungen verbunden. Deshalb wird als erste Technik bei gestörter Pronation oder Supination die entsprechende Muskelrelaxationsmobilisation benutzt.

4.6.7.1. Postisometrische Relaxationsmobilisation in die Pronation

Der Patient sitzt und hält den rechten Unterarm rechtwinklig gebeugt und proniert vor dem Körper. Wie bei der Untersuchung der Pronation (s. Abb. 36) fixiert der Behandler den Ellenbogen am Körper des Patienten und stützt die ulnare Handkante mit den Langfingern so ab, daß die Hand in die volle Pronation sinkt. Der Daumen des Behandlers liegt dorsal auf dem Radiusende. Der Patient drückt mindestens 10 s lang *so wenig er kann* gegen den Daumen in die Supinationsrichtung. Nach Entspannung sinkt der Unterarm ein Stück weiter in die Pronation, vom Behandler geführt, aber nicht gedrückt.
Sofort anschließend übt der Patient diese Mobilisation selbst und führt sie täglich zu Hause aus.

4.6.7.2. Postisometrische Relaxationsmobilisation in die Supination

Der Patient sitzt wie bei der Untersuchung der Supination (s. Abb. 37). Der Behandler stützt den Ellenbogen ab. Die Dorsalkante der Ulna wird am Handgelenk mit der rechten Hand unterstützt, der rechte Daumen liegt palmar auf dem Radiusende. Nun drückt der Patient mindestens 10 s lang *so wenig er kann* gegen den Daumen in die Pronation. Danach entspannt er und läßt den Unterarm weiter in die Supination sinken. Der Behandler führt diese Bewegung, darf aber nicht passiv nachdrücken. Das wird drei- bis fünfmal wiederholt. Dann übt der Patient allein ein- bis mehrmals täglich zu Hause.

4.7.   Schultergelenk

Vorbemerkungen

Das Schultergelenk hat in vieler Beziehung eine Sonderstellung. Einer sehr großen, fast halbkugeligen Gelenkfläche des Humeruskopfes steht die kleine flache Fossa glenoidalis gegenüber. Die jeweils artikulierenden Flächen sind daher klein, zudem ist die Kapsel weit und locker und nur durch wenige Bänder verstärkt. Lediglich das Schultergelenkdach (Acromion und Lig. coracoacromiale) und die Muskulatur begrenzen und führen die Bewegungen. Die Problematik des Schultergelenkes liegt in der Differentialdiagnose des *Schulterschmerzes* und der *Schulterbewegungsstörungen*. Hier hat Cyriax einen wesentlichen Beitrag geleistet. Bei den Bewegungseinschränkungen der Schulter können sich Muskelfunktionsstörungen, Gelenkfunktionsstörungen, Enthesopathien und pathomorphologische Gelenkerkrankungen mit Störungen der Halswirbelsäule, oberen Brustwirbelsäule und der oberen Rippen verflechten. Die Therapie ist oft mehrschichtig und ergibt sich aus dem aktuellen Befund.
An den Bewegungen des Arms sind immer alle Schultergürtelverbindungen beteiligt. Störungen jedes einzelnen dieser Gelenke haben deshalb immer eine Beeinträchtigung der Armbewegungen zur Folge. Den größten Anteil am Gesamtbewegungsraum hat das eigentliche Schultergelenk. Die beiden Klavikulagelenke und die muskuläre Verbindung zwischen Skapula und Thorax erlauben die Schulterblattbewegungen gegenüber dem Rumpf und so durch Änderung der Gelenkpfannenstellung einen vergrößerten Aktionsradius des Arms.

Untersuchung aktiver Bewegungen

Aktive Oberarmbewegungen sind immer Kombinationsbewegungen der Schultergürtelverbindungen. Wir beobachten die Aufeinanderfolge der Bewegungen und die Aktivierung der Schultergürtelmuskulatur am besten von hinten.

Ausgangsstellung: Der Patient sitzt auf der Untersuchungsbank.
Er hält die Arme adduziert (Nullstellung I). Der Behandler steht
hinter ihm. Die Bewegungen sind am besten beiderseits gleichzeitig auszuführen. Einseitige Störungen werden dann im Vergleich zur Gegenseite oder an Ausweichbewegungen des Rump-
fes sichtbar.

Die *Schulterabduktion* ist ein besonders variabler Stereotyp
(Janda). Sie zeigt meistens folgenden Ablauf: Von der Adduktionsstellung (0°) aus hebt der Patient die gestreckten Arme zunächst fast ausschließlich im Schultergelenk. Etwa bei 70° Abduktion erreicht das Tuberculum majus das Schultergelenksdach und
schlüpft bei weiterem Anheben des Arms mit Hilfe der Bursa
subacromialis darunter. Dabei gleitet der Oberarmkopf in der
Pfanne abwärts. Die aktive reine Abduktion des Schultergelenks
endet bei etwa 90°. Bis zur Armabduktion von 70° führt die Skapula üblicherweise nur eine sehr kleine Mitbewegung aus: Die
Schulterblattspitze wandert ein wenig nach lateral. Bis zur Hori-
zontalhaltung des Arms wird diese Bewegung noch etwas deutlicher, und oberhalb der Horizontalen wird die Armhebung vom
Schulterblatt übernommen, das dabei eine Drehung um eine
anteroposteriore Achse durchführt. Das Schulterblatt dreht sich
mit seinem unteren Winkel lateralwärts, bis die Gelenkfläche
nach außen oben weist, bis zu einer Armhebung von ungefähr
150°. Inzwischen ist der untere Schulterblattwinkel an der Krümmung der seitlichen Thoraxwand entlang nach ventral geglit-
ten und hat das Schulterblatt auch um eine kraniokaudale Achse
gedreht. Am aufwärts gehobenen Arm kommt die Drehrichtung
einer Außenrotation gleich.

Das und die weitere Bewegung kann man sich leicht veranschau-
lichen, wenn man die Arme mit rechtwinklig gebeugten und horizontal genau nach vorn weisenden Unterarmen anheben läßt.
Spätestens bei 150° findet die Bewegung ihr Ende. Erst wenn die
Arme außenrotiert werden, d. h. die Unterarme sich nach aufwärts hinten drehen, ist ein weiteres Anheben möglich, das nun
als Adduktion allein im Oberarmgelenk durchgeführt wird. Bei
Erreichen des Kopfes (180°) hat sich der gebeugte Unterarm inzwischen etwa in die Frontalebene gedreht, die Rotation betrug
bis hierhin also etwa 90°. In dieser Stellung ist das Rotations-
vermögen nach innen und außen nur noch sehr gering.

In der Endstellung ist zu beachten, daß der Oberarm tatsächlich
senkrecht gehoben wird. Wenn es dem Patienten nicht gelingt,

bei aufrechtem Sitz den Arm hinter das Ohr zu bringen, ist dies ein feines Zeichen für eine Hemmung der Schulterbewegungen (Cyriax).

Zwischen 70° und 90° Abduktion empfinden manche Patienten einen Schmerz, den sie durch eine schlängelnde Außenrotations- bewegung überwinden können, worauf ein volles Anheben des Armes noch möglich ist. Dieser *Schmerzwinkel* (painful arc) kommt zustande, wenn die zwischen Tuberculum majus und Schulterdach gelegenen Strukturen (Bursa, Rotatorenman- schette) schmerzen und in dieser Armstellung gequetscht wer- den.

Die *Außenrotation* führt der Patient unter Beibehaltung der Oberarmadduktion (Ellenbogen gegen die Taille gedrückt und 90° gebeugt) beidseitig aus. Der in der Sagittalebene nach vorn weisende Unterarm gilt als 0° Rotation. Von hier aus sind aktiv 45°–70° Außenrotation und 90°–110° *Innenrotation* möglich. Allerdings ist diese Nullstellung für die *Innenrotation* nachteilig, weil sie eine Retroversion erfordert, die bei adduziertem Ober- arm so gering wie möglich bleiben soll. Zur Untersuchung der Innenrotation führt der Patient die Hand auf dem Rücken auf- wärts. Das Erreichen der Schulterblattspitze bedeutet volle Be- wegung; der Unterarm gelangt bis zur Horizontalen – ein Defi- zit von 5°; wenn die Hand nur das Gesäß erreicht – ein Defizit von 10°; wenn die Hand (im Stehen) nur bis zur Oberschenkel- seite gelangt – ein Defizit von 15° (Barbor 1973). Größere Ein- schränkungen der Innenrotation kommen bei schmerzhaften Funktionsstörungen kaum vor.

Die Außenrotation kann stärker eingeschränkt sein, als es der 0°-Stellung entspricht, dann sucht der Patient die schmerzfreie Neutralhaltung in einer Innenrotationsstellung und braucht für die Nachtruhe eine Unterpolsterung des Oberarmes, um die Innenrotationshaltung zu stabilisieren.

Von manchen Autoren wird die Nullstellung II (90° abduzierter Arm, rechtwinklig gebeugter, nach vorn weisender Unterarm) als Ausgangsstellung für die Rotationsuntersuchung bevorzugt. Für die Diagnostik schmerzhafter Funktionsstörungen können wir sie nur als Ergänzung empfehlen. Zwei Argumente sprechen für die Routineuntersuchung aus der Adduktionsstellung des Arms heraus: Erstens ist hierbei, selbst bei aktiver Ausführung, nur eine geringe Schulterblattmitbewegung möglich, während bei abduziertem Arm sogar bei passiver Rotationsuntersuchung die

Fixation der Skapula schwerfallen kann. Zweitens liegt der diagnostische Wert der Rotationsprüfung bei den Störungen des Schultergelenks selbst und bei Erkrankungen der Bursa und der Rotatorenmanschette. Gerade dabei ist die 90°-Abduktion des Schultergelenks meistens schmerzhaft oder gar nicht mehr möglich, während die Adduktionsstellung immer eingehalten werden kann.

Passive Bewegungsuntersuchung

Als *Ausgangsstellung* für die passive Untersuchung steht der Untersucher wieder hinter dem sitzenden Patienten. Zur Prüfung der *Abduktion* (Abb. 44) drückt er die rechte Skapula durch Umgreifen der Schulter von oben mit der linken Hand abwärts (Finger über der Klavikula, Daumen dorsal über der Spina). Die rechte Hand greift innen unter dem Oberarm durch und legt

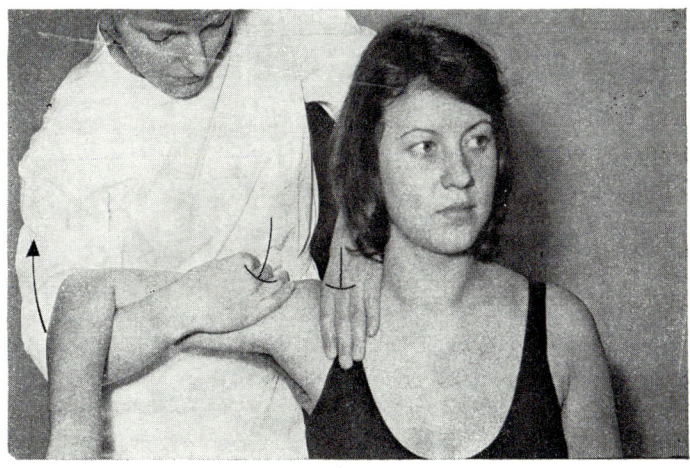

Abb. 44   Untersuchung der passiven Abduktionsbewegung im Schultergelenk mit Fixation der Skapula und Klavikula von oben zur Vermeidung von Mitbewegungen.

sich außen auf den M. deltoideus. Der Ellenbogen des Patienten ruht auf der Ellenbogengegend des Behandlers. Jetzt wird der Arm passiv abduziert, wobei unter guter Fixation ein Winkel von 90°–110° erreicht wird.

Zur passiven *Außenrotationsprüfung* (Abb. 45) ergreift der Un-

tersucher bei gleicher Ausgangsstellung beide Unterarme des
Patienten in Ellenbogennähe, den Daumen dorsal über dem
Epicondylus lateralis, drückt die Ellenbogen an den Körper und
dreht beide Unterarme gleichzeitig nach außen. Beim Blick von
oben lassen sich die Winkel gut abschätzen.

Zur Prüfung der *Innenrotation* werden die Hände des Patienten
im Seitenvergleich auf dem Rücken aufwärts gezogen (Abb. 46).
Der gestörte Arm läßt sich nicht so hoch herausziehen, das Fe-

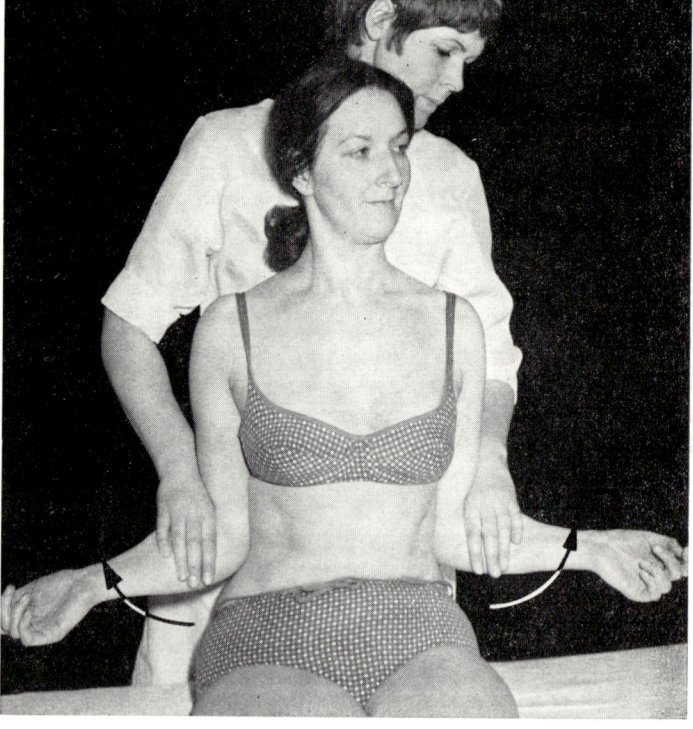

Abb. 45   Untersuchung der passiven Außenrotationsbewegung beider
Schultergelenke mit fest adduzierten Oberarmen im Seitenvergleich.

dern am Ende ist nicht so weich. Die Ausschlagmessung ist in der
Nullstellung I nicht exakt möglich.

Bei Erkrankungen des eigentlichen Schultergelenks (der Kapsel) zeigt das Kapselmuster des Schultergelenks das größte Bewegungsdefizit in der Außenrotation, dann folgt die Einschränkung der Abduktion, und der geringste Verlust an Bewegungsausschlag zeigt sich immer in der Innenrotation (Cyriax). Wenn man allerdings den Winkelausschlag der normalen Abduktion über 90° berücksichtigt und exakt im Seitenvergleich untersucht, läßt sich im Beginn einer Schultersteife manchmal zuerst die Abduktionsstörung nachweisen.

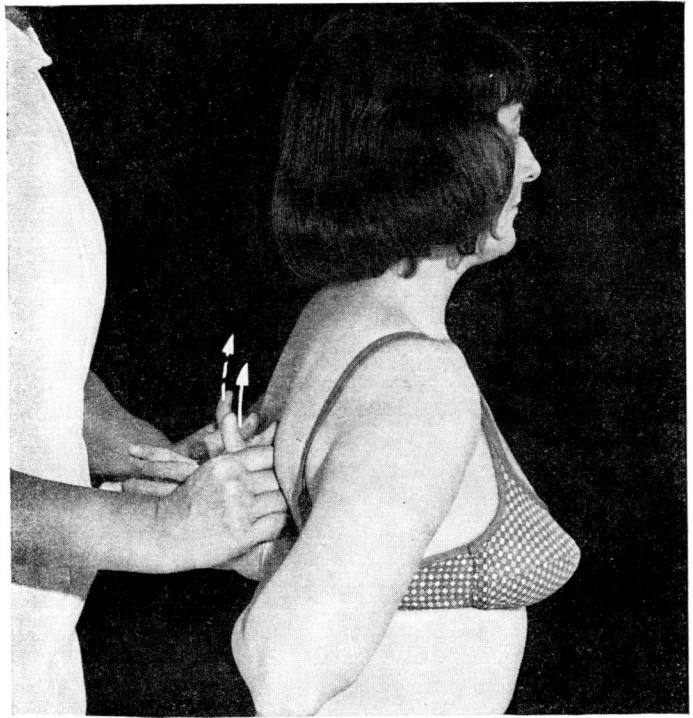

Abb. 46 Untersuchung der passiven Innenrotation im Schultergelenk im Seitenvergleich.

Isometrische Anspannung gegen Widerstand

Bei schmerzhaften Bewegungseinschränkungen der Schulterabduktion ohne Kapselmuster gewinnen die isometrischen Anspannungen gegen Widerstand in den verschiedenen Richtungen des Schultergelenks Bedeutung. Ihre Schmerzhaftigkeit weist auf eine Läsion im Muskel-Sehnen-Ansatz hin (Enthesopathie). Isometrische Anspannung der *Abduktion* weist bei Schmerzhaftigkeit auf eine Läsion der Supraspinatussehne hin. Schmerzhaftes *Vorwärtsheben* des Arms ist auf die Bizepssehne zu beziehen. Bei isometrischer Anspannung der *Außenrotation* entsteht der Schmerz im M. infraspinatus und bei isometrischer Anspannung der *Innenrotation* im M. subscapularis. Schmerzhaftigkeit des M. subscapularis behindert die Außenrotationsbewegung und muß deshalb auch bei Außenrotationseinschränkungen immer geprüft werden. Die Behandlung dieses Muskelanspannungsschmerzes erfolgt am günstigsten mit gezielten Relaxationen des betroffenen Muskels (s. 7.4.). Die Prokaininfiltration ist hier technisch schwieriger.

Gelenkspieluntersuchung

Wegen der großen Bewegungsfreiheit des Gelenks ist auch das Gelenkspiel in allen Richtungen und in großen Exkursionen möglich. Besonders brauchbar sind die Verschiebungen nach dorsal und kaudal.

Als orientierende Gelenkspieluntersuchung eignet sich am besten ein Kaudalschub des Oberarmkopfes mit der Schwimmhaut der untersuchenden linken Hand am horizontal abduziert gehaltenen Arm des sitzenden Patienten. Der Kontakt liegt unmittelbar neben dem Akromion (Abb. 47). Eine Störung dieses Gleitens findet sich auch bei reinen Abduktionsstörungen (ohne Kapselmuster). Dann ist auch in diesen Fällen eine Gelenkspielmobilisation angezeigt. Die Aufhebung des Gelenkspielgleitens ist nicht verwertbar, wenn die benutzte Abduktionsstellung schmerzt oder in der Endstellungsspannung geprüft wurde.

Als therapeutische Gelenkspieltechniken bewährten sich: die Traktion (s. 4.7.1.), der Dorsalschub in Bauchlage (s. 4.7.2.) und kombinierte Techniken aus Dorsalschub und Kaudalverschiebung (s. 4.7.3.) sowie aus Distraktion mit Dorsalschub (s. 4.7.4.). Zur Schmerzlinderung sehr vorteilhaft ist bei vielen Schulterstörungen die Kombination von Muskelrelaxationstechniken mit der Mobilisation. Als wichtigste Technik ist die Traktion nach postisometrischer Relaxation zu empfehlen (s. 4.7.1.2.). Die vorherige Relaxation der Muskulatur ermöglicht die Mobilisation in be-

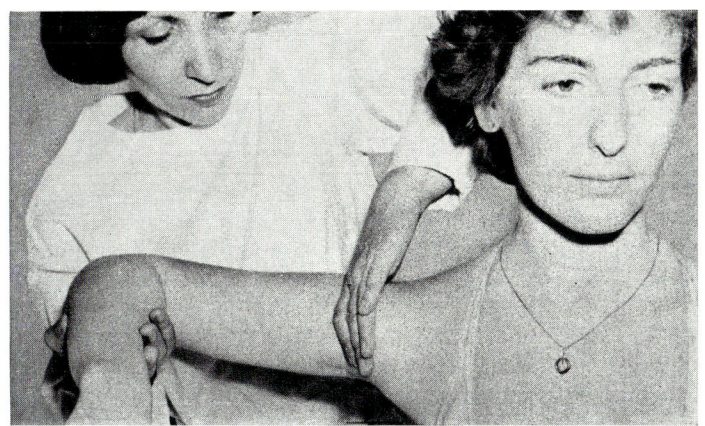

Abb. 47 Untersuchung des Gelenkspiels im Schultergelenk bei abduziertem Arm.

stimmten Funktionsbewegungsrichtungen (s. 4.7.5.). Diese sind
für die Selbstbehandlung meistens besser geeignet als die rein
passiven Selbstmobilisationen.

Fragen der Differentialdiagnose

Hier sollen nur die wichtigsten diagnostischen Überlegungen
in Erinnerung gerufen werden. Für die Klinik wird auf die entsprechenden Darstellungen verwiesen (z. B. Cyriax, Hansen u.
Schliack, Lewit). Wie bei allen schmerzhaften Erkrankungen des
Bewegungssystems wäre die erste zu klärende Frage, ob sich
Anhaltspunkte für einen diagnostisch-therapeutisch *dringlichen,*
d. h. pathomorphologischen Krankheitsprozeß ergeben. Dabei
ist die Schulterregion oft nur Projektierungsgebiet eines Über-
tragungsschmerzes aus entfernteren erkrankten Organen und
Geweben.
Die Haut über dem Schultergelenk wird aus dem Segment C 4
versorgt, an das sich am Arm C 5 und am Rumpf Th 2 anschlie-
ßen („Hiatus"). Nahezu alle *inneren Organe* übertragen bei
ihrer Erkrankung den Schmerz außer in die organspezifischen
Segmente auch in das Dermatom C 4 und können somit zum
Schulterschmerz auf der organtypischen Seite führen (Hansen u.
Schliack 1962). Vor allem Herz (Ischämie), Lunge (Embolie),
Zwerchfell (Hernie), Pankreas (von dorsal in die linke Schulter

einstrahlend) und Galle (rechts) seien genannt. Schmerz und Bewegungsstörungen der Schulter können den Symptomen der inneren Organe vorauslaufen, weshalb bei Schulterschmerzen die reflektorischen und algetischen Krankheitszeichen besonders sorgfältig geprüft und ihre Warnungen beachtet werden sollten.

Eine Reihe *neurologischer Krankheiten* wird von Schmerzen im Schulterbereich oder auch von Funktionsstörungen des Gelenks begleitet. Das klinische Bild der „Brachialgia paraesthetica nocturna" zeigt beim Karpaltunnelsyndrom manchmal neben dem Einschlafen der Hand einen Schmerz in Hand, Arm und Schulter, manchmal vorherrschend in der Schulter (Funktionsstörung der 1. Rippe). Akut einsetzende, sehr intensive Schulterschmerzen treten in der Anfangsphase der neuralgischen Amyotrophie des Schultergürtels (Parsonage-Turner-Syndrom, früher „Plexusneuritis") auf, bevor die nicht an ein Segment gebundenen Paresen der Schulter-Arm-Muskulatur erkennbar werden.

Die zervikalen Radikulärsyndrome führen neben den streng segmentalen neurologischen Ausfällen auch meistens zu Schmerzausstrahlungen über die Schulter ins Dermatom. Die Ausfälle bei der zervikalen Myelopathie überschreiten den Bereich eines Segments. Schmerzen stammen dabei pseudoradikulär aus Funktionsstörungen der Halswirbelgelenke und strahlen häufig in die Schulter aus. Dasselbe gilt von Nacken-Schulter-Schmerzen der Syringomyelie, die darüber hinaus aber zur schmerzlosen neurogenen Arthropathie des Schultergelenks mit knöchern bedingten Bewegungseinschränkungen führen kann. Die zentralneurologischen Störungen der Muskulatur, Rigor und Spastik, haben durch die Bewegungsbehinderung des Schultergelenks in Adduktion eine Funktionsstörung des Gelenks zur Folge, die der direkten Gelenkmobilisation zugänglich ist.

Beim *depressiven Syndrom* (vor allem gehemmte Depression) entstehen durch das ängstliche Anklemmen der Arme nicht selten schmerzhafte Teilversteifungen der Schultergelenke, die oft von vasomotorisch-trophischen Veränderungen an den Armen (bis zur Sudeckschen Dystrophie) begleitet werden. Hier sind das Erkennen und die gezielte Behandlung der depressiven Verstimmung als Hintergrund der Schultersteife von vitaler Bedeutung. Da die Depression oft larviert verläuft, wird sie in der Regel nicht erkannt und/oder der Zusammenhang mit der Schulterstörung nicht gesehen. Diese Schultersteife selbst läßt

sich durch passive Mobilisationen gut beeinflussen und ver-
hüten.

Der schwerste lokale Krankheitsprozeß der Schulterregion ist
der sog. Pancoast-Tumor. Bewegungsunabhängiger, auch in
Ruhe unverminderter, zervikobrachialer Dauerschmerz, schmerz-
bedingte Bewegungsbehinderung des Armes mit Schonhaltung
von Arm und Halswirbelsäule weisen von vornherein auf einen
ernsten pathomorphologischen Prozeß hin. Der Verdacht erhär-
tet sich durch diskrete neurologische Störungen der Pupillen, der
Hände (Schweißsekretionsstörungen, Sensibilitätsstörung) oder
als Sensibilitätsstörung paravertebral in den oberen Dorsal-
segmenten. Die Röntgenuntersuchung der Lungenspitze ist bei
jedem Verdacht angezeigt.

Die häufigste Ursache für Schmerzen im Schulterbereich sind
Funktionsstörungen der *Wirbelbogengelenke* (überwiegend
Blockierungen von den Atlasgelenken bis Th 4 hinunter), der
oberen Rippengelenke (besonders erste Rippe) und der *Klavikulargelenke* (s. 4.8.). Neurologische Ausfälle fehlen hier immer.
Bei Funktionsstörungen der Klavikula- und Rippengelenke finden sich Bewegungsstörungen des Schultergelenks in der Innen-
und Außenrotation, die dem Kapselmuster entsprechen können,
aber nach Behandlung dieser Grundstörungen verschwinden.

Für Schulterschmerzen durch *Enthesopathien der Rotatorenmanschette* ist der Schmerz bei isometrischer Anspannung des
Muskels (s. 4.7.) typisch. Manchmal (Supraspinatussehne) besteht dabei ein Schmerzwinkel in Abduktion. Der Schmerzwinkel
ist aber häufiger Zeichen einer *Bursitis subdeltoacromialis* ohne
Anspannungsschmerz. Solange der Abduktionsschmerz noch
überwunden werden kann, ist das Ausmaß der Gesamtbewe-
gung nicht beschränkt. Heftigere Schmerzen (akute Bursitis) führen zur Einschränkung der Abduktion bei unbehelligten Rotationsbewegungen. Akute Verlaufsformen der Bursitis (in weni-
gen Stunden zu größter Heftigkeit) führen allerdings zu einer
totalen Schmerzsteife in allen Richtungen. Die Bewegungshemmung richtet sich nicht nach dem Kapselmuster. Wenn überhaupt
der Begriff der Periarthritis humeroscapularis brauchbar ist,
dann allein für die beiden letztgenannten Krankheitsgruppen.
Röntgenologisch lassen sich in manchen Fällen bei der Bursitis
und bei der Supraspinatussehnenläsion charakteristische, den
anatomischen Strukturen entsprechende Verkalkungen sub-
akromial erkennen. Die wirksamste Therapie der akuten Bur-

sitis besteht in der therapeutischen Anästhesie mit 0,5 % Pro-
cain. Bei korrekter Diagnose und Infiltrationstechnik ist sofort
danach der Schmerz nicht mehr auslösbar. Manchmal muß man
die Infiltration nach einigen Tagen wiederholen. Die Enthesopathien werden am besten mit gezielten postisometrischen Relaxationen – auch als Selbstbehandlung – des betroffenen Muskels behandelt. Die Prokaininfiltration ist ebenfalls wirksam,
aber technisch schwieriger. Wenn das Gelenkspiel gestört ge-
funden wurde, ist die Gelenkspielmobilisation angezeigt. Nach
Behandlung des Schmerzes sollte die Muskelkoordination sehr
genau geprüft werden. Die (nicht neurologischen) Störungen
der motorischen Stereotype (Janda) bestehen in einer Dysbalance zwischen abgeschwächten und überlasteten Muskelgruppen. Im Schultergürtel zeigen sie häufig eine (nicht reflektorische) Spannungserhöhung und Verkürzung im Pektoralis
und oberen Trapezius mit atypischem Bewegungsverhalten der
Schulter. Sie können zu einem haltungsabhängigen Schulterschmerz führen, da sie eine veränderte Schulterblattstellung bewirken, bei der die Fossa glenoidalis nicht mehr schräg aufwärts
weist, sondern sich senkrecht stellt. Das bedeutet eine er-
schwerte Fixation des Humeruskopfes in der Gelenkpfanne, die
nun verstärkte muskuläre Aktivität erfordert (Basmajian). In-
koordinationen müssen dann zur Rezidivprophylaxe kranken-
gymnastisch behandelt werden.
Diesen vielen differentialdiagnostischen Möglichkeiten gegenüber sind die Erkrankungen und Funktionsstörungen des Schultergelenks selbst eine kleine Gruppe. Ihnen gemeinsam ist die
Bewegungseinschränkung nach dem Kapselmuster (s. S. 93), wobei meist das Bewegungsende schmerzt.
Der Schmerz des Schultergelenks projiziert sich – zumindest anfangs – in das Segment C 5 (Deltoidesregion). Unter dem Del-
toides liegt auch der Maximalschmerzpunkt in der Gegend des
Ansatzes.
Die ätiologisch klar einzuordnenden bakteriellen Entzündungen,
einschließlich der rheumatischen Arthritis, haben während des
floriden Stadiums ihre spezifische Therapie.
Ein typisches Krankheitsbild des Schultergelenks (der Gelenkkapsel) ist die „*Schultersteife*". Sie kann nach *Ruhigstellung* der
Schulter durch Verbände, durch Schmerz oder psychische und
neurologische Ursachen (s. o.) entstehen. Diese Formen sprechen auf die Mobilisationsbehandlung an.

Die *traumatisch* entstandene Schultersteife kann auch ohne morphologisch faßbaren Befund unbehandelt Monate und Jahre
bestehen und schmerzhaft bleiben. Dabei muß immer nach einer
Läsion der Rotatorenmanschette gefahndet werden. Die Therapie richtet sich nach der Heftigkeit des Zustandes. Sie zielt vor
allem gegen den Schmerz. Mobilisationsbehandlungen mit Hilfe
der Gelenkspieltechniken sind hier öfter wirksam als bei der
„echten", nicht traumatisch entstandenen Schultersteife.
Diese *echte Schultersteife* hat an anderen Gelenken keine Par-
allelen. Operationsbefunde und Arthrographien ließen eine Ver-
klebung der kaudalen Kapselfalte als Ursache der Bewegungseinschränkung erkennen (Neviaser, de Sèze et al.). Das Röntgenbild zeigt außer einer möglichen Porose keine Veränderungen. Die klinischen Charakteristika sind (nach Cyriax): das Alter
der Patienten zwischen 45 und 60 Jahren, der Beginn ohne erkennbare auslösende Faktoren (manchmal geht ein zervikobrachialer Schmerz voraus) und ein charakteristischer Spontan-
verlauf: 3–4 Monate lang zunehmende Schulterschmerzen, bis
sie auf dem Höhepunkt tags und nachts in gleicher Stärke bestehen und den Schlaf rauben. In dieser Zeit macht sich zunehmende Versteifung des Schultergelenks im Kapselmuster bemerkbar. In den folgenden 3–4 Monaten bleibt die Steifheit der
Schulter bestehen (frozen shoulder), während die Schmerzen
langsam nachlassen. Schließlich folgt über weitere 3–4 Monate
das spontane „Auftauen" der Schulter bis zur völligen Wiederherstellung der Beweglichkeit. Eine therapeutische Beeinflussung der Steife ist praktisch nicht möglich. Auch Kapselspren-
gungen in Narkose ermöglichen nur im Stadium der spontanen
Remission eine scheinbare Besserung. Maigne und Cyriax warnen vor den Verschlimmerungen und Verlaufsverlängerungen.
Wichtig ist dagegen die Beeinflussung des Schmerzes. Zu diesem Zweck sollten alle potentiell schmerzauslösenden Störungen
des oberen Körperquadranten behandelt werden. Blockierungen
der Wirbelsäulen-, Rippen- und Klavikulagelenke werden ge-
löst, Maximalschmerzpunkte durch Prokaininfiltrationen beseitigt (z. B. Deltoidesansatz).
Um das Gelenk und das Schulterblatt herum muß sorgfältig
nach Muskelverspannungen gesucht werden. Dann können
Weichteiltechniken und postisometrische Relaxationsmobilisation (Selbstbehandlung!) den Schmerz lindern. Dabei ist die
muskuläre Schulterblattverbindung besonders wichtig. Ultra-

schallbehandlungen und antalgische Röntgenbestrahlungen können wirksam sein. Kortikoide erwiesen sich meistens als wirkungslos.

4.7.1. Traktion

Da die Gelenkpfanne nach lateral weist, ist eine Distraktion des Gelenks nur durch einen Zug nach lateral zu erreichen.

4.7.1.1. Traktion im Längsachsenzug

Das läßt sich am wirkungsvollsten ausführen, wenn der Patient in Rückenlage den Arm rechtwinklig abspreizt. In der Achselhöhle liegt ein gepolsterter Gurt, der den lateralen Skapularand unmittelbar unterhalb der Gelenkpfanne fixiert und am gegenseitigen Bankrand befestigt ist. Der Behandler greift dann den Arm mit einer Hand oberhalb des Ellenbogens und mit der anderen am Unterarm und zieht in der Längsachse des Arms (Abb. 48).

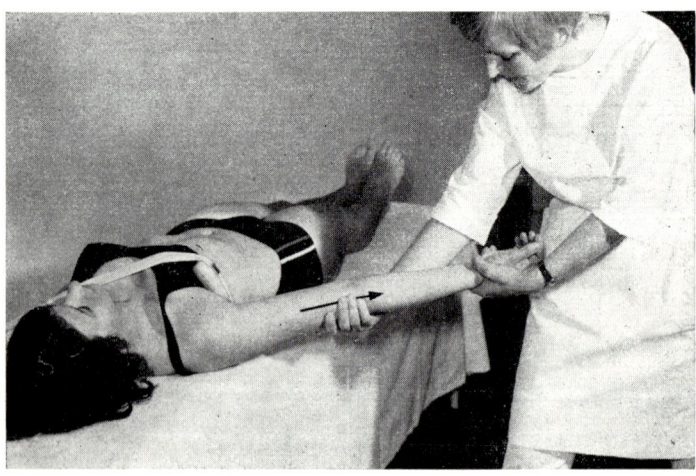

Abb. 48 Längsachsenzug am Arm mit Distraktion des Schultergelenks (4.7.1.1.). Der Abduktionswinkel des Oberarms kann zwischen 0° und 90° variiert werden, bei adduziertem Arm wird diese Technik zu einem reinen Kaudalverschiebungszug.

Bei stärkeren Einschränkungen der Abduktion kann der Arm nur bis zur Grenze der Abduktionsfähigkeit abgespreizt und aus dieser Stellung gezogen werden. Je weniger der Arm nach außen geführt werden kann, um so mehr wird der Zug am Arm zu einem Kaudalzug.

4.7.1.2. Traktion nach postisometrischer Relaxation

Der Patient sitzt erhöht auf der Bank, der Behandler sitzt mit dem Rücken zum Patienten seitlich vor ihm etwas tiefer und stützt sein rechtes Schulterblatt von vorn seitlich gegen die Brustwand des Patienten. Der Patientenarm wird über die Schulter gelegt und an Ellenbogen und Unterarm gehalten. Der Arm wird nach seitlich vorn in leichte Zugspannung gebracht und der Patient aufgefordert, ihn mit minimaler Kraft „einzuziehen". Er hält

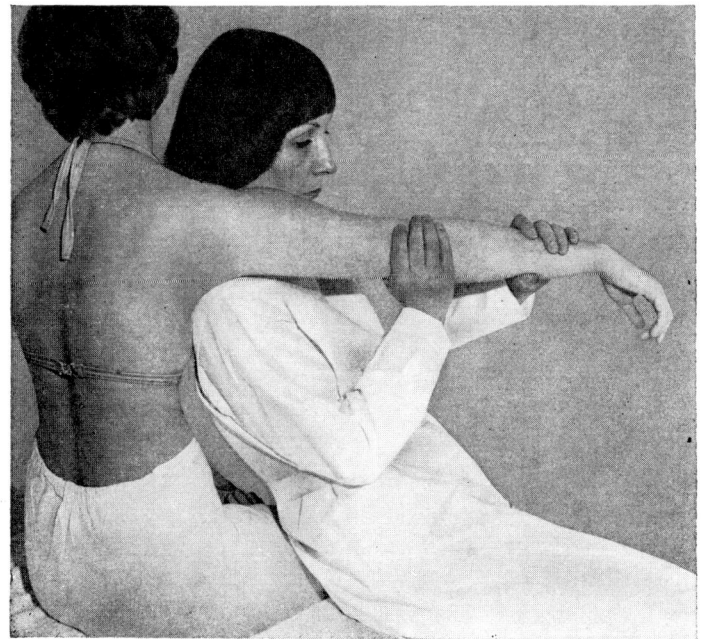

Abb. 49   Traktion des Schultergelenkes nach postisometrischer Relaxation der Schulterblattmuskulatur.

diese Spannung mindestens 10 s lang und entspannt dann. Danach wirkt sich der gleichbleibende Zug des Behandlers sowohl
auf das Schultergelenk als auch auf die Schulterblattmuskulatur
aus. Um keinen Schmerz zu provozieren, muß der Behandler am
Ende der Behandlung seinen Traktionszug *betont langsam nachlassen* (Abb. 49).
Die schmerzlindernde Wirkung dieser Technik dürfte vor allem
auf der Muskelentspannung beruhen. Sie ist deshalb bei allen
schmerzhaften Schulterstörungen als Therapieeinleitung indiziert.

4.7.2. Dorsalverschiebung des Humeruskopfes

Die wirksamste und am besten dosierbare Gelenkspielmobilisation ist die Verschiebung nach dorsal in Bauchlage. Der Patient
liegt am Bankrand. Der Behandler steht seitlich und greift mit
dem rechten Arm von kaudal unter dem Oberarm durch und legt
seine Faust auf der Unterlage abgestützt unter den Oberarmkopf. Schmerzpunkte müssen vermieden werden. Der Oberarm
liegt auf dem Unterarm des Behandlers, der Unterarm hängt

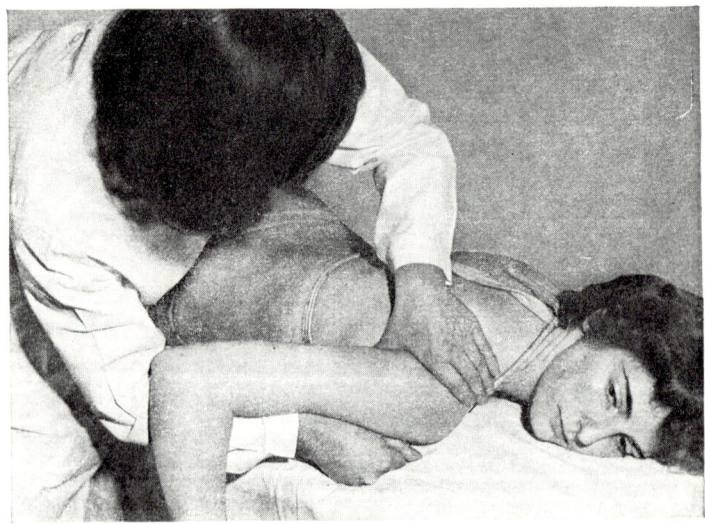

Abb. 50   Dorsalverschiebungsmobilisation des Schultergelenkes
in Bauchlage über die untergelegte Faust (4.7.2.).

frei herunter. Mit der linken Hand tastet der Behandler auf dem Schulterblatt nach außen bis zum Rand des Akromion. Die Langfinger liegen auf der Schulterhöhe, die Schwimmhaut dorsal auf dem Akromion und der Daumen tastend am Unterrand des Schultergelenks. Durch einen rhythmisch wiederholten weichen Druck senkrecht abwärts wird das Schulterblatt nach ventral und damit der Oberarmkopf durch die untergelegte Faust relativ nach dorsal verschoben. Dabei darf der Oberarm sich nicht auf der untergelegten Faust verschieben, die Faust nicht zu weit medial (Proc. coracoides) liegen und die linke Hand nicht vom Akromion abrutschen (Abb. 50).

4.7.3. Kombinationstechnik (dorsal-kaudal)

Bei der therapeutischen Kombinationstechnik aus Dorsal- und Kaudalverschiebung liegt der Patient wieder am Bankrand auf dem Rücken. Der Behandler sitzt seitlich, tiefer als die Bank, in Höhe der Hüften. Der Patient hat den Ellenbogen gebeugt, die Hand auf der Brust abgelegt. Der Behandler stützt nun den 45° nach vorn angehobenen Ellenbogen auf seiner rechten Klavikula in Schulternähe ab, umgreift den Oberarm so nahe wie möglich am Schultergelenk und faltet die Hände auf der Vorderseite (Abb. 51). Durch einen Zug nach dorsal-kaudal wird die Skapula auf die Unterlage gedrückt und Vorspannung erreicht. Über diese hinaus wird die Mobilisation in gleicher Richtung rhythmisch wiederholt.

4.7.4. Kombinationstechnik (Distraktion und Dorsalschub)

Eine andere therapeutische Kombinationstechnik benutzt Dorsalverschiebung und Distraktion und ähnelt der vorhergehenden. Der Behandler sitzt etwas tiefer als die Untersuchungsbank in Höhe der Schulter und dieser zugewendet vor dem rücklings am Bankrand liegenden Patienten. Dessen Schulterblatt muß noch fest der Bank aufliegen. Der Arm wird rechtwinklig abduziert, etwa 45° nach vorn gehoben und auf einer Schulter des Behandlers abgestützt (Abb. 52). Vorspannung und Bewegungsschub erfolgen in dorsolateraler Richtung, wobei die dorsale Richtung zur Fixation der Skapula auf der Unterlage erforderlich ist.
Zwischen den beiden letztgenannten Techniken sind alle Über-

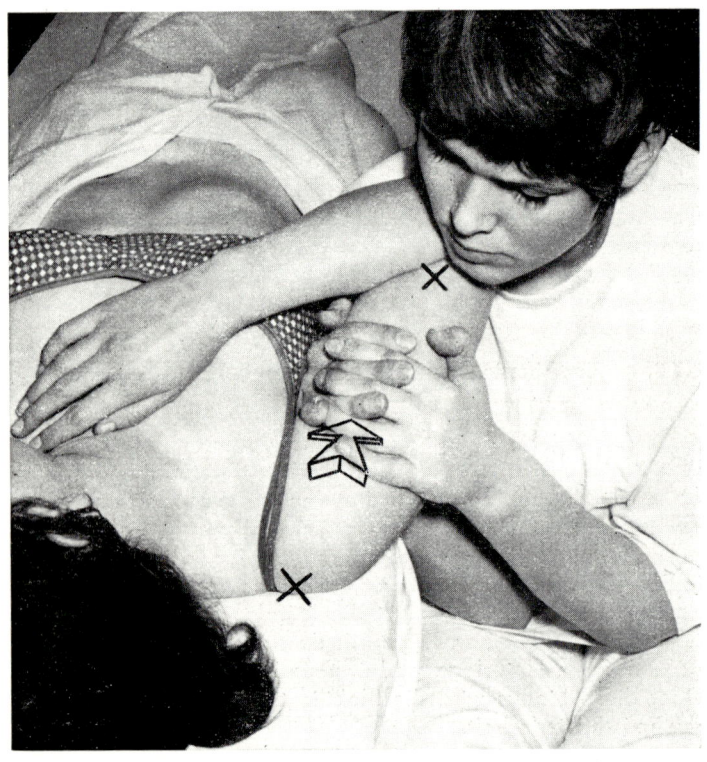

Abb. 51 Kombinierte Dorsal- und Kaudalverschiebung im Schultergelenk (4.7.3.). Die Bewegungsrichtung ist etwa 45° zur Horizontalebene geneigt.

gänge in bezug auf die Armabduktion und die Mobilisationsrichtung möglich, so daß sie den jeweiligen Bewegungsmöglich-
keiten des Patienten gut angepaßt werden können.

4.7.5. Mobilisation von Funktionsbewegungen nach Muskelrelaxation

Bei der Schultersteife — weniger bei der reinen Abduktionsstörung — sind dehnend-mobilisierende Behandlungen in bestimmten Funktionsbewegungsrichtungen nach vorausgehender
Muskelrelaxation oft gut wirksam. Die wichtigste Krankheits-

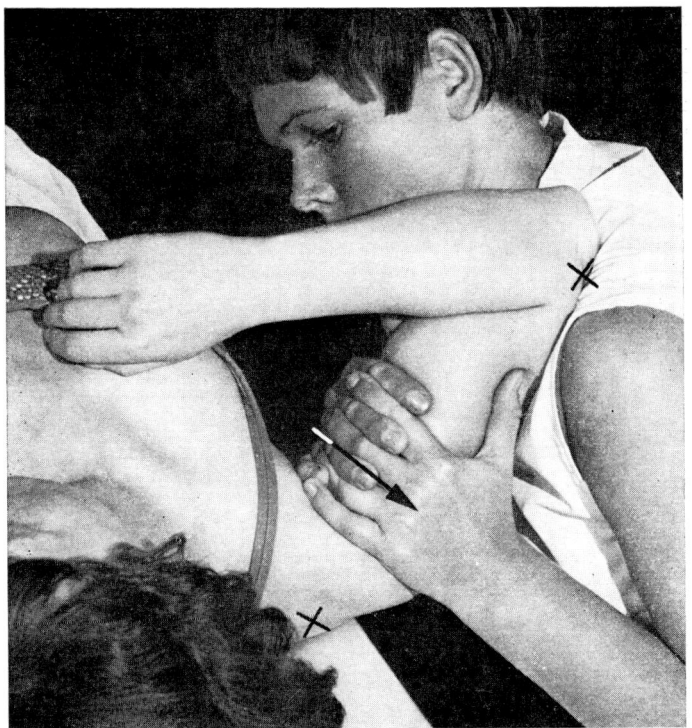

Abb. 52 Kombinierter Dorsal- und Lateralzug (Distraktion) im Schultergelenk (4.7.4.). Von dieser Technik sind alle Übergange in der Abduktion von 0° bis 90° möglich. Die Bewegungsrichtung ist immer 45° gegen die Horizontale geneigt. Bei stärkerer Adduktionsstellung des Oberarmes muß der Behandler den Arm auf die patientennahe Schulter stützen.

phase stellt natürlich die Zeit nach Überschreiten des Krankheitshöhepunktes dar. Zumindest bei traumatischen Schulterblattsteifen ist aber schon im Anfangsstadium ein Behandlungsversuch mit entsprechend schonender Dosierung angezeigt. Die Techniken sind vor allem als tägliche *Selbstbehandlung* geeignet. Die Unterweisung und Kontrolle kann in Gruppen erfolgen. Deshalb werden hier die Selbstbehandlungen beschrieben. Die Fremdbehandlung läßt sich daraus leicht ableiten.

4.7.5.1. Postisometrische Relaxationsmobilisation der Anteversion

Mit dieser Technik beginnt der Patient sein Übungsprogramm.
Er liegt auf dem Rücken. Im Sitzen ist die Entspannung mangel-
haft. Die rechte Schulter ist unterpolstert. Der rechte Unterarm
liegt auf der Brust, die Schulter ist also innenrotiert. Die linke
Hand umgreift von unten her den Ellenbogen (Abb. 53). Nun
drückt der Patient mit minimaler Kraft den Ellenbogen für mindestens 10 s nach dorsal. Wenn er die Spannung nachgelassen
hat, hebt dann die linke Hand den Oberarm langsam nach vorn,
soweit das ohne Widerstand und ohne Schmerz möglich ist. Dabei geht der Blick mit dem Ellenbogen mit, führt diesen gewis-
sermaßen, wie Knott und Voss das empfehlen. Die so erreichte
Stellung wird entspannt für 10–20 s beibehalten und ist dann
Ausgangsstellung für die nächste isometrische Anspannung.
Die Technik wird 3- bis 5mal wiederholt. Am Ende der Behandlung führt der Patient den Arm gegen kräftigen nachgebenden
Widerstand langsam in die Ruhestellung zurück.

4.7.5.2. Postisometrische Relaxationsmobilisation der Abduktion

Die Ausgangsstellung entspricht 4.7.5.1. Wenn der Patient eine
Anteversion von mehr als 30° ohne Widerstand und ohne
Schmerz erreicht, beginnt aus dieser Ausgangsstellung die Ab-
duktionsbehandlung. Die linke Hand umgreift den Ellenbogen.
Der Patient drückt ihn mit minimaler Kraft isometrisch 10 s lang
nach innen gegen diesen Halt. Danach entspannt er sich bewußt
und läßt anschließend den Ellenbogen nach außen sinken, wieder vom Blick geführt. Wenn mit zunehmender Abduktion der
Halt am Ellenbogen schwieriger wird, greift die linke Hand um
und hält den Arm noch am Handgelenk. Diese Abduktionsmobi-
lisation schließt sich immer an die Anteversionstechnik an. Mit
einer isolierten Abduktion in der Frontalebene haben wir keine
so guten Erfahrungen.

4.7.5.3. Postisometrische Relaxationsmobilisation
          der Außenrotation

Die Behinderung der Außenrotation bei der Schultersteife macht
sich vor allem beim Griff zum Kopf bemerkbar. Bei schweren
Störungen kann der Patient die Hand nicht einmal zur Gegen-

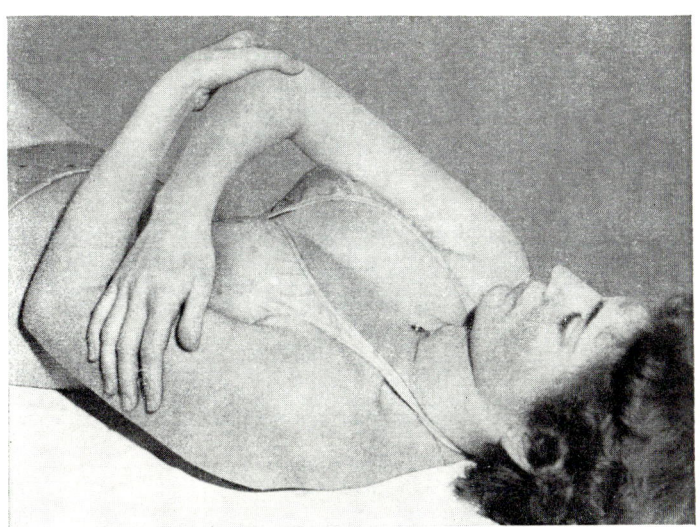

Abb. 53 Ausgangsstellung für die Selbstübung der Anteversion
(4.7.5.1.) und Abduktion (4.7.5.2.) in Rückenlage.

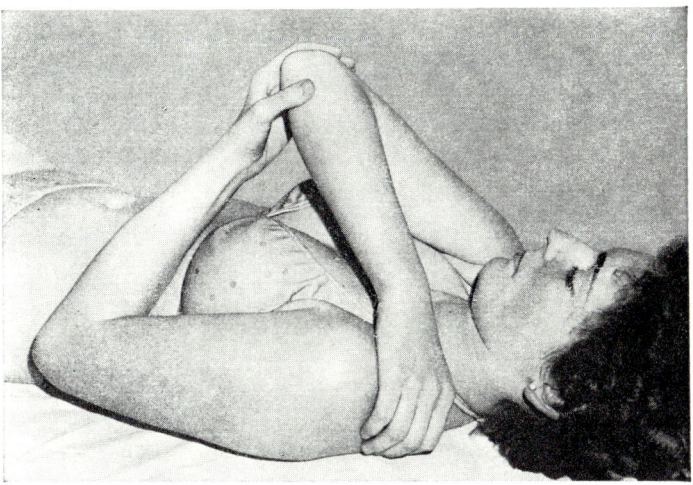

Abb. 54 Ausgangsstellung für die Selbstübung der Außenrotation in
Anteversion-Adduktion des Schultergelenkes (4.7.5.3.). Der linke Daumen liegt vorteilhaft unter dem Unterarm und führt die Bewegung in
die Außenrotation.

schulter führen, geschweige denn zum Kopf. Um auf der gleichen Kopfseite zum Hinterkopf zu gelangen, muß schon eine
große Außenrotation des erhobenen Arms möglich sein. Deshalb
gelten folgende Steigerungsstufen des Bewegungszieles: Hand-
führung zur Gegenschulter – zur Kopfgegenseite – zum Hinterkopf der gleichen Kopfseite – jeweils mit adduziertem Ellenbogen. Der Patient liegt auf dem Rücken. Der Oberarm ist soweit
antevertiert, wie es ohne Widerstand und Schmerz möglich ist.
Die Hand liegt auf der Gegenschulter, später an der Kopfgegenseite oder an der gleichen Seite. Der Patient hält den Ellenbogen
mit der linken Hand umfaßt (Abb. 54). Gegen diesen Widerstand
drückt er den Ellenbogen mit minimaler Kraft schräg nach hinten
und leicht in die Innenrotation. Nach 10 s entspannt er und

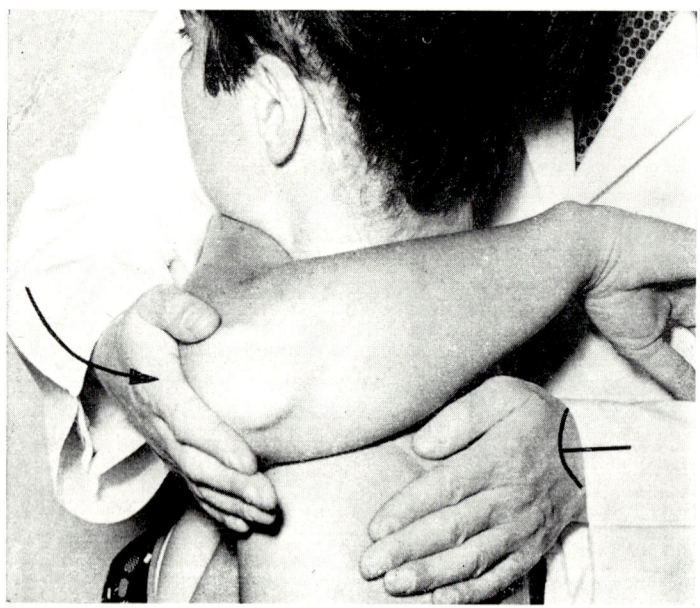

Abb. 55 Hypermobilität (muskulär und gelenkig) des Schultergürtels.
Der Ellenbogen läßt sich an die gegenseitige Schulter heranführen.
Diese gleiche Bewegungsführung des Oberarms führt zu einer Span-
nung der akromioklavikulären Gelenkkapsel. Ein dabei entstehender
Schmerz ist ein guter Indikator für eine Akromioklavikulargelenkstörung
(4.8.3.).

schiebt nun den Ellenbogen mit vorauslaufender Blickführung schräg nach innen-oben, wodurch die rechte Hand kopfwärts gleitet. Der linke Daumen stützt nun den Unterarm von unten und drückt ihn aufwärts und damit die Schulter in die Außenrotation. Mit jeder Wiederholung wird versucht, die Hand etwas mehr an die rechte Schulter angenähert aufwärts zu führen, ohne den Ellenbogen zu abduzieren. Die Bewegung entspricht dem Prinzip des Elevations-Adduktions-Außenrotations-Musters der propriozeptiven neuromuskulären Fazilitation (Knott u. Voss). Wenn die Übungsendstellung erreicht ist, wird der Arm wieder unter Druck gegen kräftigen Widerstand in die Neutralstellung zurückgeführt.

4.8. Verbindungen des Schulterblatts mit dem Thorax

Das Schulterblatt ist direkt muskulär mit der Thoraxwand und indirekt über die beiden Klavikulargelenke mit dem Sternum verbunden. Störungen aller drei Bereiche können zu Schulterbewegungsstörungen und Schmerzen führen. Sie sind oft Begleiterscheinungen anderer Gelenkstörungen.
Die Hypermobilität des Schultergürtels kann durch die horizontale Adduktion oder den Diagonalgriff hinter dem Rücken geprüft werden. Bei der horizontalen Adduktion läßt sich der Ellenbogen bei Hypermobilität über die Medianebene hinaus und manchmal bis zur Gegenschulter führen (Abb. 55). Das Ergebnis ist meistens symmetrisch. Beim Diagonalgriff erreichen sich normalerweise nur die Fingerspitzen (Abb. 56). Ein weiteres Zusammenschieben der Hände bedeutet Hypermobilität. Bei Asymmetrie ist das Ergebnis auf die von unten kommende Seite zu beziehen.

4.8.1. Muskuläre Verbindung

Das Schulterblatt wird von den oberen Schulterblattfixatoren (M. levator scapulae und oberem Anteil des M. trapezius, d. h. zur Verkürzung neigenden Muskeln) und den unteren Schulterblattfixatoren (unterem Anteil des M. trapezius, M. serratus anterior, Mm. rhomboides, d. h. zur Abschwächung neigenden Muskeln) fixiert. Zusätzlich spielen die zur Verkürzung neigenden Mm. pectorales eine Rolle. Zentrale Fehlsteuerung (In-

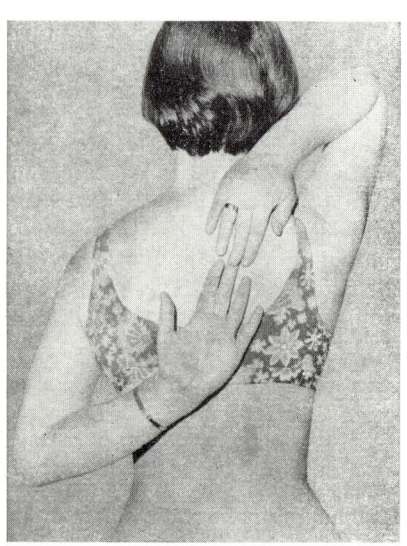

Abb. 56 Normalverhalten beim Hypermobilitätstest des Schultergürtels: Die diagonal hinter dem Rücken zusammengeführten Hände erreichen sich nur mit den Fingerspitzen. Bei Hypermobilität schieben sich die Finger oder die Hände übereinander (4.8.).

koordination oder Dysbalance) dieser Muskulatur (Janda) belastet vor allem die Wirbelsäule. Schmerzsyndrome im Schulterbereich sind dabei nicht selten. Die Therapie hat dann die zentrale Störung zu korrigieren (gezielte Krankengymnastik).

Reflektorische Störungen der Schulterblattmuskulatur können die Schulterbeweglichkeit hemmen. Funktionsstörungen der Rippen und der oberen Brustwirbelsäule und innere Erkrankungen sind dafür häufige Ursachen. Auch Schmerzzustände in der Schulter selbst haben immer Spannungsänderungen in der Muskulatur des Schultergürtels zur Folge, weshalb sich die postisometrischen Relaxationsmobilisationen der Schulter und die massageähnlichen „Weichteiltechniken" am Schulterblatt (s. 4.7.1.2., 4.8.1.1. und 4.8.1.2.) als Vorbereitung für gezielte Behandlungen und zur Schmerzlinderung bei diesen Störungen gut eignen.

4.8.1.1.   Weichteiltechnik in Bauchlage

Der Patient liegt auf dem Bauch am Rande der Bank, legt den rechtwinklig abgespreizten Oberarm entspannt auf den rechten Unterarm des Behandlers und läßt den Unterarm senkrecht abwärts hängen. Der Behandler legt die rechte Hand auf das Akromion und hat dadurch eine gute Führung der Schulter. Die freie linke Hand greift das Schulterblatt mit der Handwurzel von der Spitze her. Der ulnare Handrand mit dem kleinen Finger liegt auf dem medialen, der Daumen am lateralen Schulterblattrand. Nun führen beide Hände das Schulterblatt in kreisenden, vom Körper ausgehenden Bewegungen über die Thoraxwand (Abb. 57).

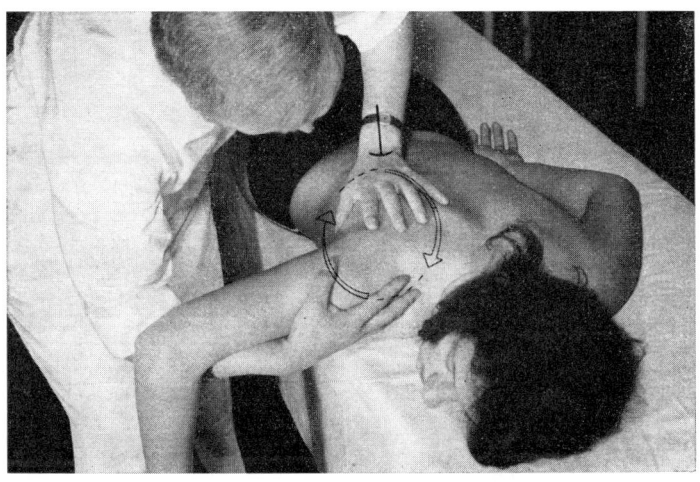

Abb. 57 Weichteilbehandlung der muskulären Verbindung zwischen Schulterblatt und Thoraxwand in Bauchlage. Der Körper macht eine kreisende Bewegung, die über die unverändert gehaltenen Arme auf das Schulterblatt übertragen wird (4.8.1.1.).

4.8.1.2. Weichteiltechnik in Seitenlage

Der Patient hat in linker Seitenlage den rechten Oberarm auf der Körperseite und die Hand vor dem Körper liegen. Der Behandler steht vor dem Patienten und greift mit der linken Hand unter dessen Arm durch und hakt die Fingerkuppen unter dem medialen Schulterblattrand ein (Schmerzpunkte vermeiden!). Die rechte Hand greift von kranial kommend auf die Schulter (Akromion). Beide Hände führen das Schulterblatt in kreisenden Bewegungen, wobei während des Zuges nach auswärts (oben) das Schulterblatt mit der linken Hand von der Thoraxwand ab-

gehoben wird. Der Patient muß seinen Arm völlig entspannt
über den Unterarm des Behandlers hängenlassen. Die Auflage-
stelle darf deshalb nicht schmerzen (Abb. 58).

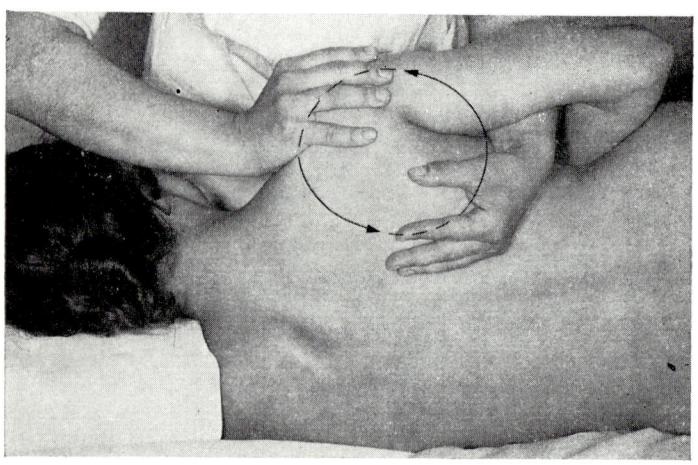

Abb. 58 Weichteilbehandlung der Schulterblattfixatoren in Seitenlage.
Während des abduzierenden Zuges am Schulterblatt versucht die
Ulnarkante der Hand massierend unter das Schulterblatt zu gleiten
(4.8.1.2.).

4.8.2. Sternoklavikulargelenk

Das Sternoklavikulargelenk gestattet nur kleine Funktionsbewe-
gungen. Durch die Band- und Muskelfixation auf der 1. Rippe
gleitet das sternale Klavikulaende nach vorn aufwärts, wenn die
Schulter nach hinten abwärts gezogen wird (Waagebalken). Die
Verschiebung nach kaudal und dorsal ist dagegen durch das
Sternum und die 1. Rippe gebremst. Bei asymmetrischen Stel-
lungen beider Sternoklavikulargelenke ist das stärker vorsprin-
gende Sternoklavikulargelenk häufiger das schmerzhafte. Der
Schmerz ist hier gut durch Palpation der Kapsel lokalisierbar
(Prokaintherapie). Der Schmerzpunkt kann auch von einer Verspannung des M. sternocleidomastoideus (Ursprung) herrüh-
ren. Dessen Entspannung ist angezeigt (s. 7.4.), wenn eine Bewegungsminderung des Gelenks nicht (mehr) besteht. Der
Schmerz kann von hier in die vordere Brustwand einstrahlen.

Unmittelbar unterhalb des Sternoklavikulargelenks liegt der Schmerzpunkt der 1. Rippe. Wahrscheinlich deshalb finden wir oft eine Schmerzprojektion in das Sternoklavikulargelenk bei Störungen des zervikothorakalen Wirbelsäulenabschnittes.
Bei Lockerungen des Gelenks tritt das mediale Klavikulaende beim Abwärtsziehen der Schulter stärker hervor.
Harte Blockierungen des Gelenks haben wir vor allem bei Patienten mit Rheumatoidarthritis gesehen. Mobilisationen waren wirksam.

4.8.2.1. Untersuchung und Mobilisation

Zur Untersuchung eignet sich eine schräge a-p-Bewegung des sternalen Klavikulaendes. Der Patient liegt auf dem Rücken. Der Behandler faßt die Klavikula zwischen Fingern und Daumen beider Hände möglichst nahe am Gelenk und verschiebt sie nach dorsokranial und ventrokaudal (Abb. 59). Weicher ist der Kontakt mit dem Daumenballen.

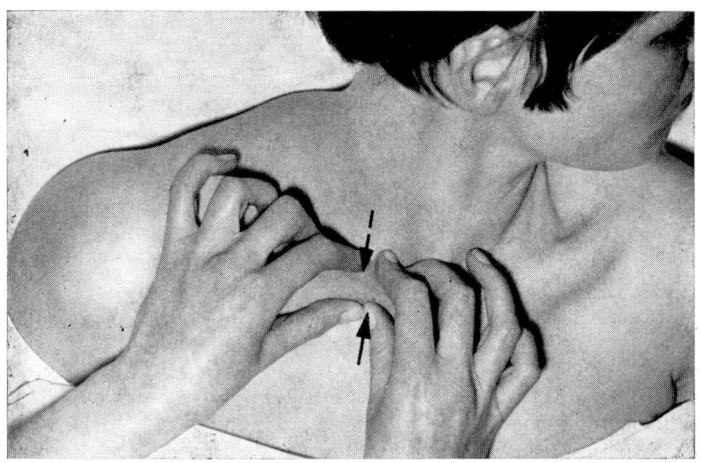

Abb. 59 Schräge a-p-Verschiebung im Sternoklavikulargelenk (4.8.2.1.).

4.8.2.2. Mobilisation und Manipulation

Bei liegendem Patienten steht der Behandler auf der rechten
Seite unterhalb des seitwärts abgespreizten Arms. Er faßt den
Arm oberhalb des Ellenbogens und zieht ihn seitwärts und leicht
nach kaudal. Der Daumenballen der rechten Hand liegt von
kaudal am medialen Klavikulaende (Abb. 60) und übt einen
rhythmischen Druck nach dorsokranial aus. Aus der Vorspannung kann auch ein Manipulationsstoß erfolgen. Diese Mobilisationsrichtung scheint vorteilhafter als die nach dorsal-kaudal
zu sein.

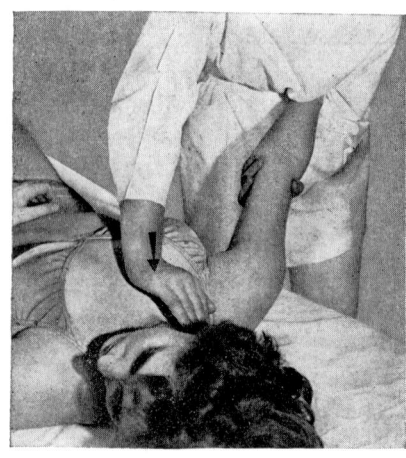

Abb. 60   Mobilisation des
Sternoklavikulargelenkes
nach dorsal-kranial.

4.8.3.   Akromioklavikulargelenk

Wie schon beschrieben, ist das Akromioklavikulargelenk an
allen Armbewegungen beteiligt. Es gibt keine isolierte Funktionsbewegung des Gelenks. Deshalb leitet zunächst der
Schmerz zu ihm hin: Schulterschmerz beim Tragen und beim
Armheben sowie bei Hantierungen hinter dem Rücken (Innenrotation) können vom Akromioklavikulargelenk ausgehen. Die
Schmerzprovokation ähnelt also der schmerzhaften Bizepssehne.
Die direkte *Palpation* des Gelenks kann einen lokalen Schmerz
aufdecken, vor allem am vorderen und hinteren Gelenkspaltrand. Dieser Schmerz läßt sich durch Relaxation der entspre-

chenden Deltoidesfasern oder durch Prokaininfiltration (Nadelung) beeinflussen.

Die *Schmerzprovokation* durch passive horizontale Adduktion (wie in Abb. 55) oder manchmal durch Retroversion mit Innenrotation (falls nicht lange Bizepssehne) weist auf das Gelenk hin. Dabei zeigt die Bewegung vorzeitig einen Widerstand.

Dagegen sind asymmetrische *Klavikulastellunen* ohne Bedeutung. Manchmal zeigt sich eine Stufenbildung an der Gelenkkontur als Ausdruck einer Gelenklockerung, die meistens traumatisch entsteht (Sturz auf die Schulter).

Funktionsstörungen des Gelenks lassen sich in dorsoventraler (s. 4.8.3.2.) und kraniokaudaler Richtung (s. 4.8.3.3.) untersuchen und behandeln. Außerdem ist die Behandlung in Traktion möglich (s. 4.8.3.1.).

4.8.3.1. Traktion

Der Patient sitzt angelehnt. Der Behandler steht rechts seitlich etwas hinter der Schulter und umfaßt den abduzierten Oberarm von hinten unten her und legt die Hand von vorn her auf die Schulter. Die linke Hand drückt von oben her auf das akromiale

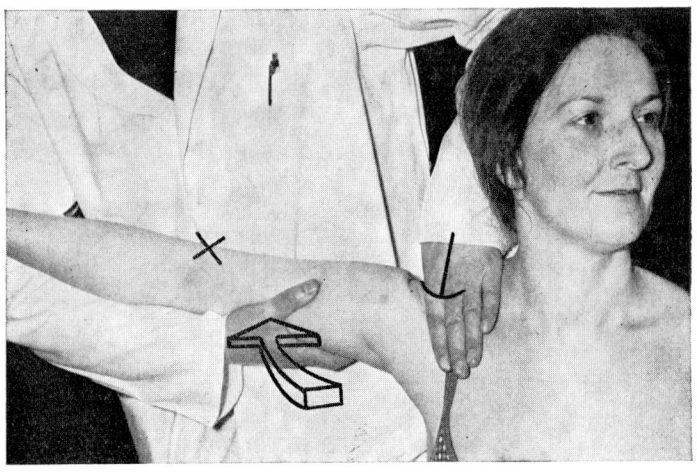

Abb. 61   Korrekturbewegung für eine Blockierung des Akromioklavikulargelenkes bei angelehntem Sitzen (4.8.3.1.).

Ende der Klavikula, während die rechte Hand den Arm lateralwärts zieht. Der Traktionszug wirkt also über das Schultergelenk
auf die Skapula ein.
Der reine Traktionszug wird manchmal besser durch eine Ven-
tral- oder Dorsalbewegung des Arms ergänzt. Wir bevorzugen
die Führung des Arms nach dorsal bei angelehnt sitzendem Patienten. Der abduzierte Arm wird mit der rechten Hand von
unten herum gegriffen und getragen. Die linke Hand nimmt von
oben her in pronierter Haltung (Daumen hinten, Finger vorn),
mit dem Grundgelenk des 2. Fingers über dem akromialen Klavikulaende Kontakt (Abb. 61). Unter stetigem Zug wird der
Oberarm in der Horizontalebene nach dorsal geführt und die
dabei zustande kommende Ventralrotation der Klavikula durch
Druck von oben her verhindert. Trotz der langsamen Ausführung
der Bewegung kommt es dabei öfter zu einem Knacken. Meistens entsteht sofortige Schmerzlinderung.

4.8.3.2. a-p-Verschiebung, Untersuchung und Mobilisation

Zur Untersuchung des Gelenkspiels liegt der Patient auf dem
Rücken. Der Behandler steht auf der rechten Seite und legt die
vier Finger der linken Hand von der Seite her unter die Schulter.

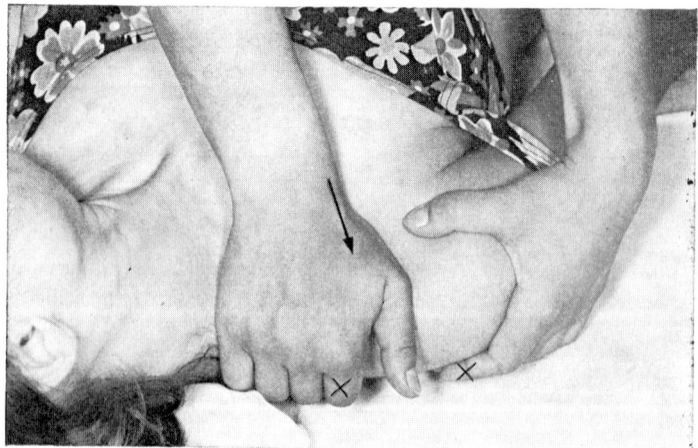

Abb. 62 a-p-Verschiebung im Akromioklavikulargelenk (4.8.3.2.) im
Liegen.

Mit den Fingern der rechten Hand stützt er ebenfalls die Skapula vor dorsal ab, und der Daumen liegt mit dem Daumenballen von vorn auf dem lateralen Klavikulaende (Abb. 62).

4.8.3.3. Kraniokaudale Verschiebung

Es handelt sich um eine vorwiegend therapeutische Technik. Der Patient liegt auf dem Rücken. Der Behandler sitzt am Kopfende etwas seitlich und fixiert den adduzierten Ellbogen mit der rechten Hand von kaudal. Die linke Hand liegt auf der Schulter. Der Daumenballen stützt sich von kranial gegen das akromiale Ende der Klavikula und führt einen weichen, rhythmischen Schub nach kaudal aus (Abb. 63).

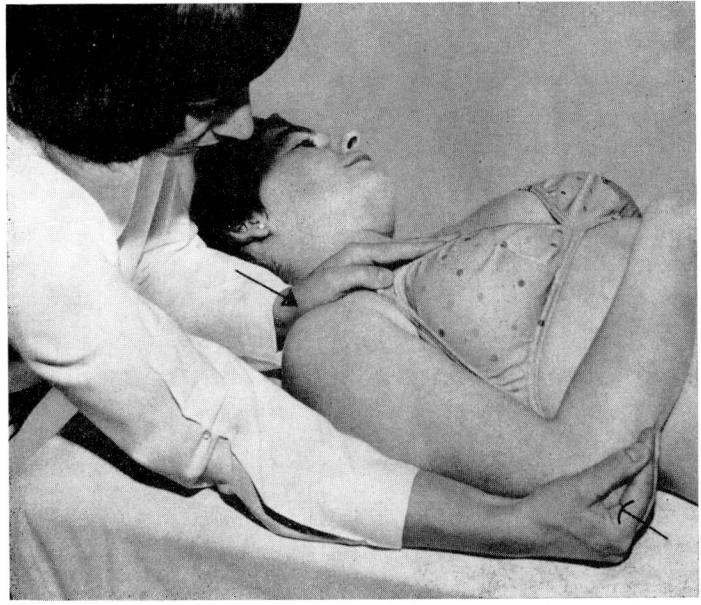

Abb. 63 Kaudalverschiebung des akromialen Klavikulaendes bei fixiertem Arm und Schulterblatt (4.8.3.3.).

5. Untersuchungs- und Behandlungstechniken an den unteren Extremitäten

Vorbemerkungen zu Fuß und Zehen

Die häufigsten Klagen bei Funktionsstörungen im Bereich des Fußes sind Fußschmerzen, vor allem beim Stehen und Gehen. Der Schmerz wird während der Belastung stärker. Die Schmerzlokalisation ist oft nicht identisch mit der gestörten Funktion, sie weist aber auf die betroffene Innen- oder Außenseite des Fußes hin. Ein umschriebener Schmerz an der Fußinnenseite kann seine Ursache im Großzehengrundgelenk wie im Navikulare haben, aber kaum in einer Störung am Kuboid. Bei Schmerzen unter der Fußsohle (sog. Fersensporn) ist zuerst an das untere Sprunggelenk, aber auch an eine Verspannung der Plantaraponeurose zu denken. Schmerzen in der Gegend des Achillessehnenansatzes weisen auf das obere Sprunggelenk, auf das hintere untere Sprunggelenk und auf Verspannungen des Triceps surae hin. Treten Funktionsbehinderungen beim Steigen (Dorsalflexion) auf, muß das obere Sprunggelenk beachtet werden.

Am Anfang der *Untersuchung* steht die orientierende Prüfung der Vorfußrotation im Seitenvergleich (Gaymans). Der Patient liegt mit ausgestreckten Beinen auf dem Rücken (oder sitzt mit frei hängenden Unterschenkeln). Der Untersucher faßt die Fußspitze am Innen- und Außenrand und prüft nacheinander den *Ausschlag* und den *Endwiderstand* bei Pronation und Supination (Abb. 64). Einschränkungen dieser Bewegungen (Seitenvergleich) fordern zur Untersuchung der Gelenke in Mittelfuß und Fußwurzel auf. Das obere Sprunggelenk wird durch diese Untersuchungsbewegung nicht zuverlässig erfaßt. Die Dorsalflexionsuntersuchung muß deshalb zusätzlich erfolgen.

Störungen des Fußes haben als Folge und als Ursache Beziehungen zu den Fibula-Tibia-Verbindungen (Wadenschmerz), zum Hüft- und Iliosakralgelenk und können den Schmerz von Radikulärsyndromen unterhalten. Funktionsstörungen treten vor allem im Bereich des 1. bis 3. Strahls auf. An der Außenseite, distal vom Kuboid, sind sie selten.

Schmerzmaximalpunkte finden sich an der Medialseite des Großzehengrundgelenks, in den Schwimmhäuten der Zehen, unter den Metatarsalenköpfchen, dorsal und plantar am Tarso-metatarsalgelenk I—III, unterhalb des Innenknöchels am Navikulare, schräg vor dem Außenknöchel am Kuboid, an der Außenfläche des Kalkaneus und an dessen Ansatzpunkten für die Achillessehne und die Plantaraponeurose.

Die *Hypermobilität* der Fußgelenke läßt sich z. Z. nicht in Zahlen abgrenzen. Dieses Urteil ergibt sich aus dem Palpationseindruck einer weich-lockeren Vorfußbeweglichkeit. Da die Ursache in einer verringerten Muskelspannung zu suchen ist, besteht hier die Gefahr des Umknickens auch auf ebenem Boden.

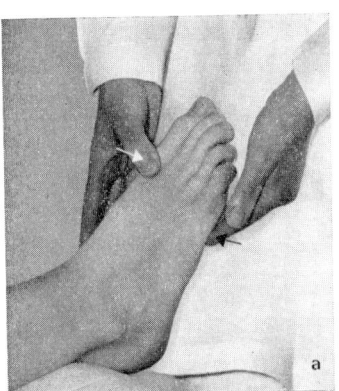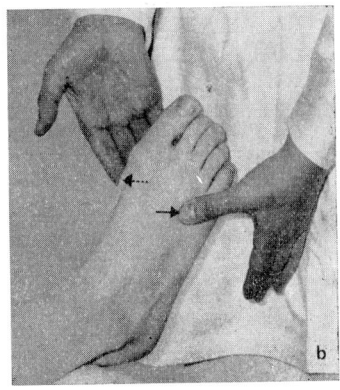

Abb. 64 Orientierende Beweglichkeitsprüfung des Fußes durch
a) Pronation und b) Supination des Vorfußes (5.).

5.1. Zehengelenke

Wie an den Fingern sind die Interphalangealgelenke Scharniergelenke, allerdings ist ihre Führung nicht so straff, so daß die laterolaterale Verschiebung (s. Abb. 7) hier viel größere Exkursionen ermöglicht als an den Fingern. Die technischen Einzelheiten und Behandlungsrichtungen (Traktion, laterolaterale und a-p-Verschiebung) entsprechen denen der Finger und müssen nicht gesondert besprochen werden. Die Zehengrundgelenke sind Kugelgelenke, aber weniger beweglich als die der Finger.

Die Winkelausschläge sind für *Funktionsstörungen* von untergeordneter Bedeutung. Im Kapselmuster scheint die Flexion im Grundgelenk und die Extension im proximalen Interphalangealgelenk besonders gestört zu sein. Insgesamt sind die Zehengelenke häufiger gestört als die Fingergelenke. Das gilt besonders für den 1. und 2. Strahl, deren Gelenke bei unphysiologischen Verhältnissen im Vorfußbereich oft blockiert sind und dann Schmerzen hervorrufen, die vor allem beim Abrollen des Fußes empfunden werden.

Das *Gelenkspiel* kann in Distraktion (s. 5.1.1.) sowie anteroposteriorer (s. 5.1.2.) Richtung untersucht und behandelt werden.

5.1.1.   Distraktion am Grundgelenk

5.1.1.1.   Distraktion in Rückenlage

Um die Distraktion der Zehengrundgelenke in Neutralstellung durchführen zu können, liegt der Patient entspannt auf dem Rücken. Die Beine sind ausgestreckt oder besser so weit angezogen, daß die ganze Fußsohle bequem auf der Unterlage steht. Der Behandler sitzt oder steht am Fußende, für die ersten beiden Strahlen mehr seitlich rechts und greift in diesem Fall mit der linken Hand von der medialen Fußseite das Köpfchen

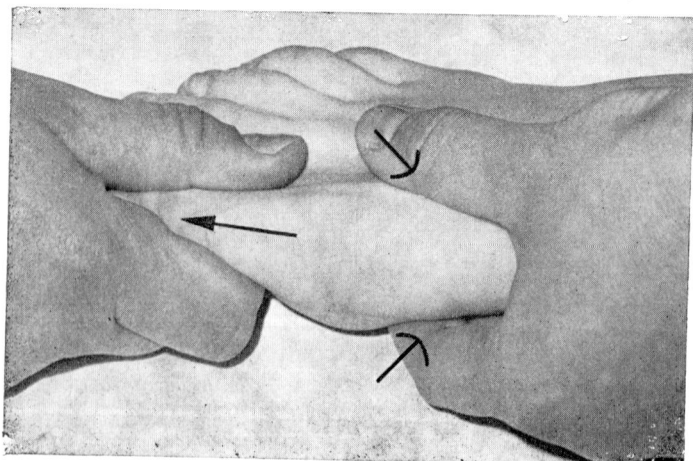

Abb. 65   Distraktion im Zehengrundgelenk (5.1.1.1.) am 1. Strahl.

des Metatarsalen von dorsal und plantar mit Daumen und Zeigefinger und fixiert es auf der Unterlage. Die rechte Hand faßt von plantar und dorsal mit dem gekrümmten Zeigefinger und dem Daumen die Basis des Grundgliedes (Abb. 65, 66). Es ist vorteilhaft, möglichst großflächig um die Zehe herum Kontakt zu bekommen. Der Distraktionszug in der Längsachse der Zehe richtet sich nach der Grundstellung der Zehen, beide Unterarme liegen entgegengesetzt in Zugrichtung. Hyperextension des Zehengrundgelenks oder eine Valgusstellung der Großzehe müssen respektiert werden (Schmerz). Zur Behandlung der 3. bis 5. Zehe tritt der Behandler von der Medialseite an den Fuß und fixiert mit der rechten Hand. Die linke mobilisiert dann das Zehengelenk.

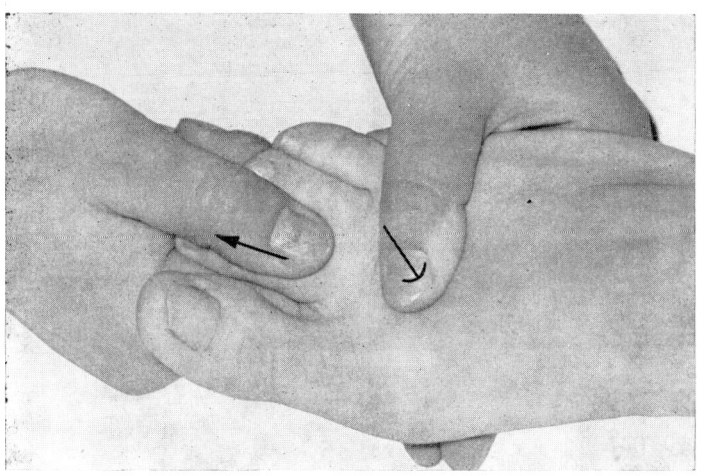

Abb. 66   Distraktion im Zehengrundgelenk (5.1.1.1.) am 2. Strahl.

5.1.1.2.   Distraktion in Bauchlage

In Bauchlage wird die Traktion aus einer leichten Plantarflexion der Grundgelenke ausgeführt. Grundstellung wie Metatarsalentechnik 5.2.2. (s. Abb. 70) mit etwas weiter distal (über den Grundgelenken) aufgelegten Daumen. Die Grundgelenke werden dann leicht flektiert, und unter Traktionszug wird eine leichte vibrierende Schüttelung auf die Zehen übertragen.

5.1.2.   a-p-Neigungsschub am Grundgelenk

Die anteroposteriose Bewegung wird am Zehengrundgelenk wie an den Fingern zu therapeutischen Zwecken am besten in Form eines Neigungsschubes (vgl. Abb. 3 d, e) ausgeführt. Ausgangsstellung und Kontakt wie bei 5.1.1.1., der dorsal auf dem Grundglied liegende Daumen rutscht beim Neigungsschub, der nach dorsal gerichtet ist, etwas distalwärts an das Ende des Grundgliedes (Abb. 67). Zur Plantarverschiebung bleibt die Daumenspitze über der Grundgliedbasis liegen, und der Zeigefinger rutscht etwas nach distal. Der Schub geht jeweils von dem in Gelenknähe liegenden Finger aus, wobei die Zehe in leichter Traktionsspannung erhalten wird.

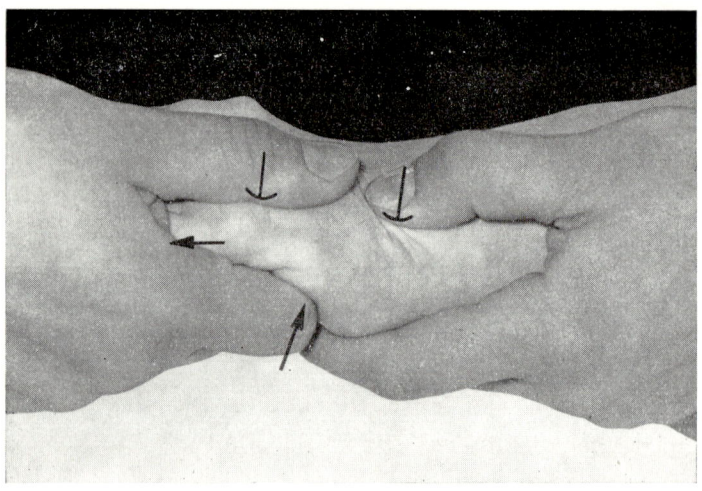

Abb. 67   a-p-Neigungsschub nach dorsal unter Traktion (5.1.2.) am 1. Strahl.

5.2.   Tarsometatarsalgelenke

Die Lisfrancsche Gelenkreihe besteht aus den 5 Tarsometatarsalgelenken zwischen den Basen der Metatarsalenknochen einerseits und den Ossa cuneiformia und dem Os cuboides andererseits (Abb. 68). Die Beweglichkeit der Gelenkreihe ist gering, besonders am 2. und 3. Strahl. Sie ist beteiligt an den Plantarflexionsbewegungen des Fußes und an den Pro- und Supinationsdrehungen. Die Gelenkreihe kann als Ganzes behandelt werden oder in ihren Einzelgelenken. Die Distraktion der ganzen Reihe ist nicht möglich. Als wirksamste therapeutische Technik am einzelnen Gelenk wird ein vibrierendes Schütteln in Traktion (s. 5.2.1.) beschrieben. Die Beweglichkeit zwischen den Metatarsalenköpfchen (s. 5.2.2.) ist von diesem Gelenk abhängig und läßt sich als a-p-Verschiebung prüfen und behandeln. Die formende Mobilisation des Quergewölbes eignet sich vor allem zur Selbstbehandlung.

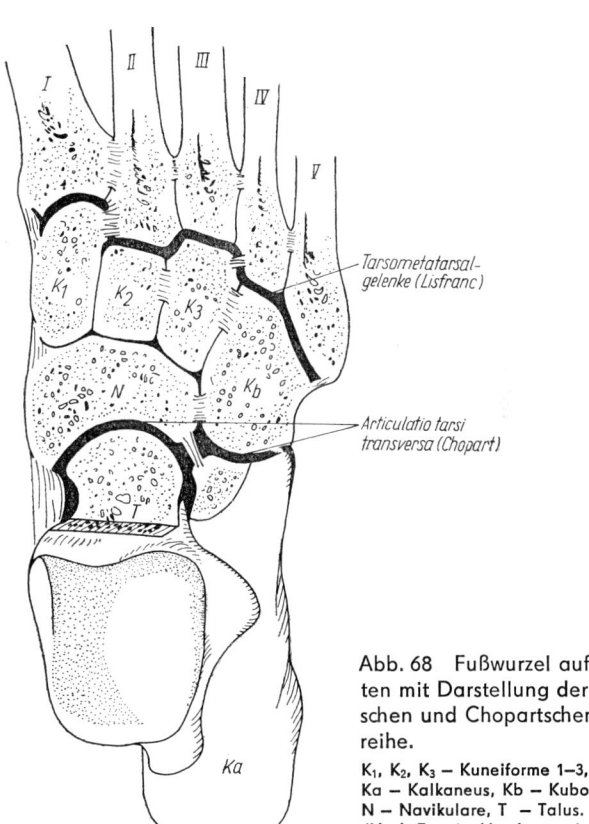

Abb. 68   Fußwurzel aufgeschnitten mit Darstellung der Lisfrancschen und Chopartschen Gelenkreihe.

K_1, K_2, K_3 – Kuneiforme 1–3,
Ka – Kalkaneus, Kb – Kuboid,
N – Navikulare, T – Talus.
(Nach Feneis, H.: Anatomische Bildnomenklatur. Thieme, Stuttgart 1967.)

Die wichtigste *Untersuchungstechnik* am Gelenk selbst ist die
a-p-Verschiebung. Sie wird orientierend an der ganzen Gelenkreihe (s. 5.2.3.) oder gezielt an einzelnen Gelenken (s. 5.2.4. u.
5.2.5.) ausgeführt. Auch hier ist die Selbstbehandlung möglich.

5.2.1.   Schüttelnde Traktion

Die häufigsten Störungen der Gelenkreihe liegen am 1. bis
3. Strahl. Eine gezielte therapeutische Technik wird in Bauchlage
des Patienten angewendet. Der Behandler steht am Fußende
und legt beide Daumen übereinander von plantar auf die Basis
des Metatarsalen. Die übrigen Finger beider Hände umfassen
den Vorfuß von beiden Seiten und bringen ihn über das Hypomochlion der Daumen durch leichte Plantarflexion in Spannung.
Die eigentliche Mobilisation erfolgt unter Beibehaltung dieser
Spannung durch Traktion in Richtung der Fußlängsachse
(Abb. 69). Dabei führt der Behandler eine leichte vibrierende
Schüttelung aus, die vom Arm auf den Vorfuß übertragen wird.

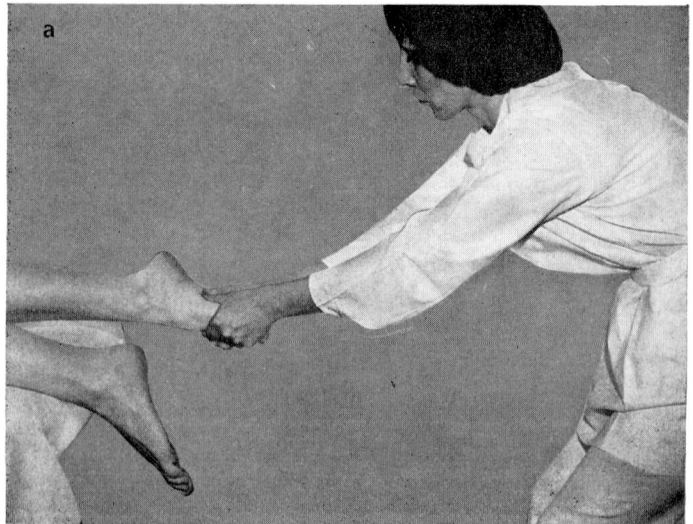

Abb. 69   Traktionsmobilisation (schüttelnd) am Tarsometatarsalgelenk
in Bauchlage (5.2.1.) oder an den Ossa cuneiformia (5.3.).
a) Ausgangsstellung

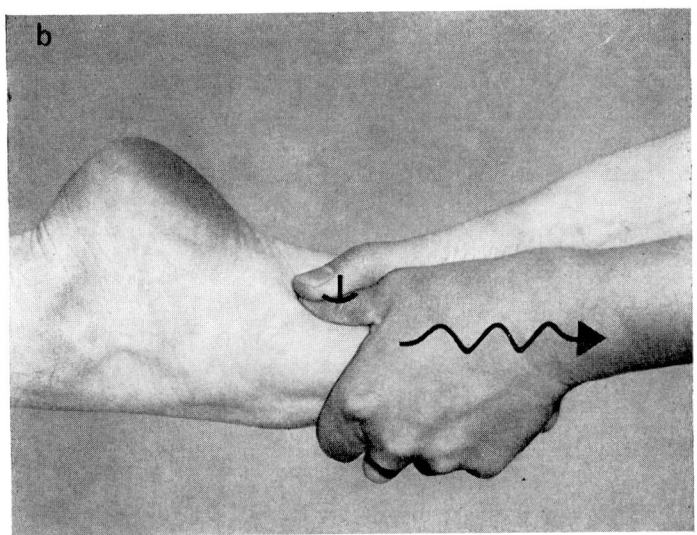

Abb. 69

b) Detail mit Kontakt am 2. Strahl.

5.2.2. Mobilisation der Metatarsalenköpfchen

Normalerweise liegt die geringste Beweglichkeit zwischen dem
2. und 3. Strahl, die größten Bewegungsausschläge erreicht der
5. Strahl.
Zu Untersuchungszwecken werden die Metatarsalenköpfchen so
gegriffen wie die Metakarpalen (s. 4.3.1.), und auch der therapeutische Griff (s. 4.3.2.) läßt sich am Fuß genauso anwenden.
Vor allem bei einem „durchgetretenen" und dabei immobilen
Quergewölbe ist eine andere Technik vorteilhaft. Der Patient
liegt auf dem Bauch. Der Behandler steht am Fußende. Der Fuß
ist plantarflektiert. Der Behandler legt beide Daumen auf die
Plantarseite eines mittleren Metatarsalenköpfchens. Die übrigen Finger greifen von beiden Seiten um den Fuß und falten
sich über dem Fußrücken. Während nun die Daumen den abgestützten Metatarsalen nach dorsal drücken, ziehen die Finger
die medial und lateral benachbarten Köpfchen etwas ausein-
ander und nach plantar (Abb. 70).
Diese Formungsbewegung und Lockerung des Quergewölbes

läßt sich auch in Rückenlage durchführen. Dann liegen die Daumen auf dem Fußrücken und ziehen die Metatarsalenköpfchen nach beiden Seiten über das Hypomochlion der Fingerspitzen. Diese Technik kann der Patient im Sitzen gut selbst ausführen.

5.2.3.   a-p-Verschiebung der Lisfrancschen Reihe

Zur Untersuchung und Behandlung der a-p-Verschiebung der Lisfrancschen Reihe zieht der Patient in Rückenlage das Bein an und stellt den Fuß auf. Der Behandler steht rechts und stützt sein Knie auf die Bank und von hinten gegen den Unterschenkel des Patienten. Dann umgreift er bei gestreckten Armen mit der linken Hand zwischen Daumen und Zeigefinger die drei Keilbeine und das Kuboid und fixiert sie auf der Unterlage. Die rechte Hand umfaßt unmittelbar daneben die Basen der Metatarsalen, die dann in anteroposteriorer Richtung unter Betonung der Plantarverschiebung aus der Schulter heraus mobilisiert werden (Abb. 71). Diese Technik erfaßt bevorzugt die ersten drei Gelenke. Sie ist bei insgesamt steifem Fuß oder schweren Funktionseinschränkungen indiziert.

5.2.4.   a-p-Verschiebung am 1.–3. Strahl

Zur Untersuchung und Behandlung des 1. Tasometatarsalgelenks liegt der Patient wieder in Rückenlage, das Knie angewinkelt, den Fuß aufgestellt. Der Behandler schiebt das linke Knie als Stütze unter den Unterschenkel auf die Bank. Die linke Hand fixiert nun zwischen Daumen und Zeigefinger das Kuneiforme 1, nachdem es durch kleine wackelnde Auf- und Abbewegungen des 1. Metatarsalen ermittelt wurde. Die rechte Hand umgreift von der Innenseite den 1. Strahl, wobei der Daumen und Daumenballen dorsal schienend längs auf dem 1. Metatarsalen liegt und der gekrümmte 2. Finger unter seiner Basis. Der Metatarsale wird dann mit minimaler Kraft parallel in der a-p-Richtung verschoben (Abb. 72). Da das Gelenk relativ groß ist, erfordert die Bewegung besonders gute Entspannung des Patienten. Dem kleinen Ausschlag der Funktionsbewegungen entsprechend ist auch das Gelenkspiel sehr klein. Für die Untersuchung am *2. und 3. Strahl* muß der Untersucher noch zarter vorgehen und darf vor allem nicht vor der Prüfungsbewegung schon die Spannung erreicht haben. Hier ist nur eine Federung tastbar.

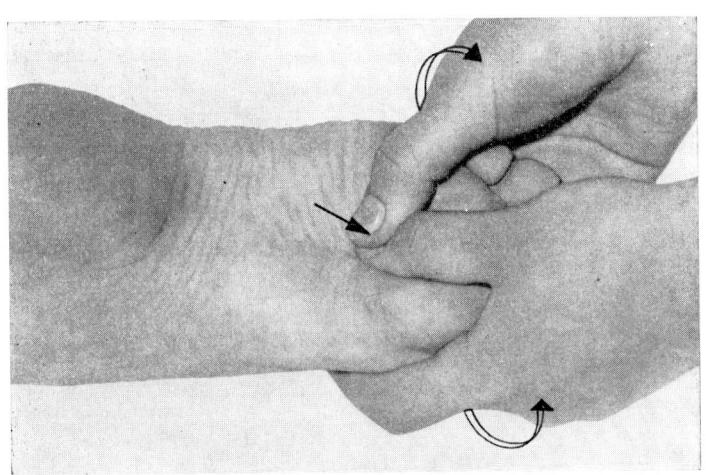

Abb. 70 Mobilisation der Metatarsalenköpfchenverbindungen in Bauchlage (5.2.2.).

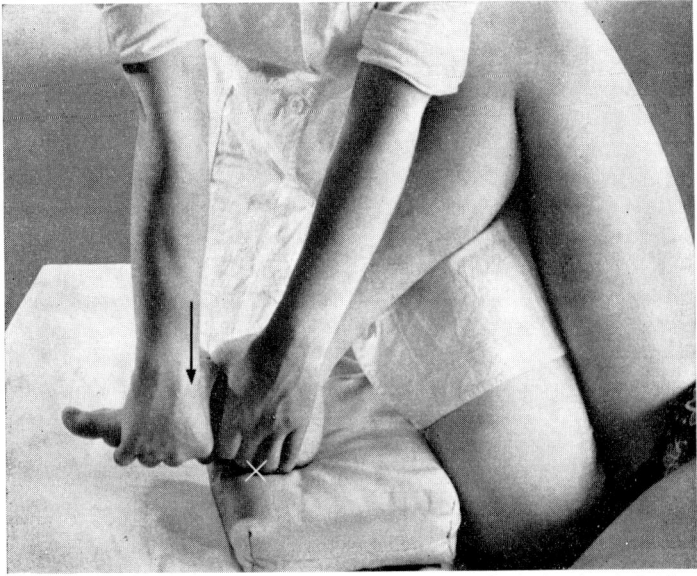

Abb. 71 a-p-Verschiebung in der Lisfrancschen Gelenkreihe (5.2.3.) – Gesamtreihe

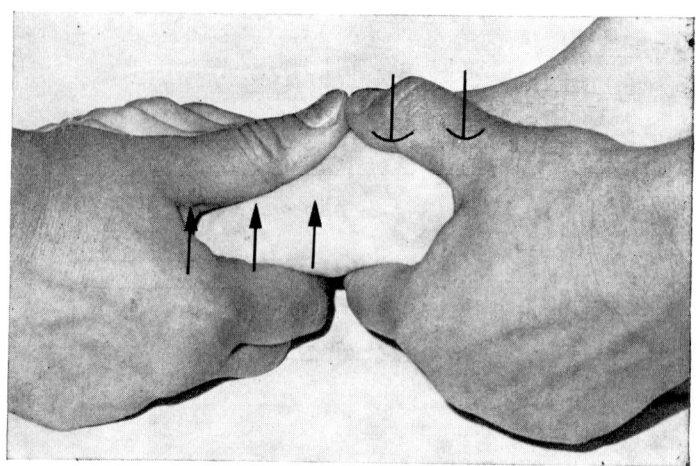

Abb. 72   Dorsalverschiebung im 1. Tarsometatarsalgelenk (5.2.4.).

5.2.5.   a-p-Verschiebung am 4. und 5. Strahl

Zur Untersuchung des Tarsometatarsalgelenks 4 und 5 tritt der
Behandler auf die linke Seite. Der Patient dreht sich ein wenig
zur linken Seite und legt das angebeugte rechte Knie auf dem
linken Bein ab, so daß die rechte Fußaußenkante nach oben
weist. Hier läßt sich die Basis des 5. Metatarsalen als kräftiger

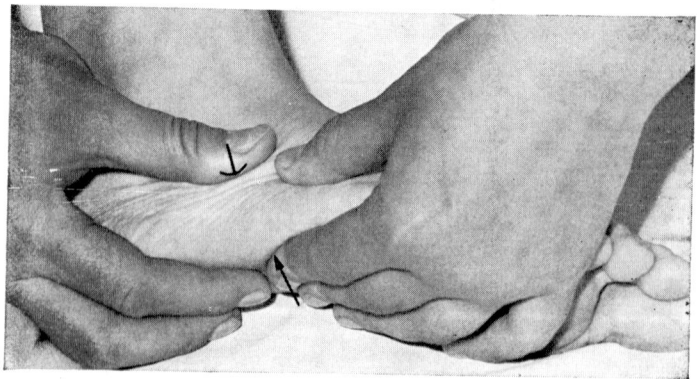

Abb. 73   Dorsalverschiebung im 5. Tarsometatarsalgelenk (5.2.5.).

Vorsprung tasten und mit der linken Daumen- und Zeigefingerspitze von oben und unten fassen. Das Os cuboides wird mit der
rechten Daumen- und Zeigefingerspitze medialwärts davon auf-
gesucht und von dorsal und plantar fixiert. Der dorsoplantare
Bewegungsschub wird dann am 5. Strahl ausgeführt (Abb. 73).
Um das 4. Tarsometatarsalgelenk zu mobilisieren, bleibt die
Fixation am Kuboid wie eben beschrieben. Die linke Hand tastet
von der 4. Zehe proximalwärts bis zum Gelenk und greift dann
die Basis des 4. Metatarsalen zwischen Daumen- und Zeigefingerspitze und mobilisiert wieder in anteroposteriorer Richtung.
Beide Gelenke haben ein deutliches Gelenkspiel, das bei zarter
Untersuchung gut zu tasten ist. Allerdings sind Funktionsstörungen hier viel seltener als an den ersten 3 Gelenken.

5.3.   Verbindung zwischen Os naviculare und Ossa cuneiformia

Die Gelenkverbindung ist sehr fest. Bei gleicher Untersuchungstechnik wie metatarsal (s. 5.2.4.) läßt sich ein kleines Federn
tasten, dessen Fehlen die Indikation zur gezielten Behandlung
ergibt. Diese erfolgt im „Scherengriff" oder besser in schüttelnder Traktion (entsprechend 5.2.1.).

5.4.   Chopartsche Gelenklinie

Die Chopartsche Gelenklinie liegt zwischen den beiden großen
Fußwurzelknochen einerseits und dem Navikulare und Kuboid
andererseits als Art. tarsi transversa (s. Abb. 68). Sie umfaßt daher auch einen Teil des vorderen unteren Sprunggelenks, weshalb sich die Techniken dieser beiden Gelenkbereiche über-
schneiden. Die Untersuchung benutzt die a-p-Verschiebung der
einzelnen Gelenkpartner (s. 5.4.1.). Als Behandlung der ganzen
Reihe eignet sich der Dorsalschub am besten (s. 5.4.3.). Untersuchung und Plantarschub sind außerdem in der Ausgangsstellung des unteren Sprunggelenks möglich (s. 5.5.1.). Eine Distraktion dieser Gelenklinie ist technisch nicht möglich. Die a-p-
Bewegung bevorzugt wegen der häufigeren Störeinrichtung den
Dorsalschub an Navikulare und Kuboid. Auch hier ist die schüt-

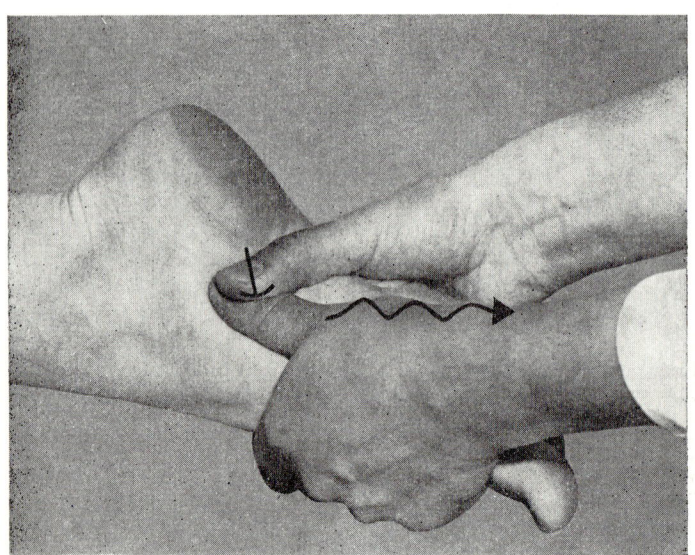

Abb. 74   Schüttelnde Traktion am Navikulare in Bauchlage (5.4.2.).

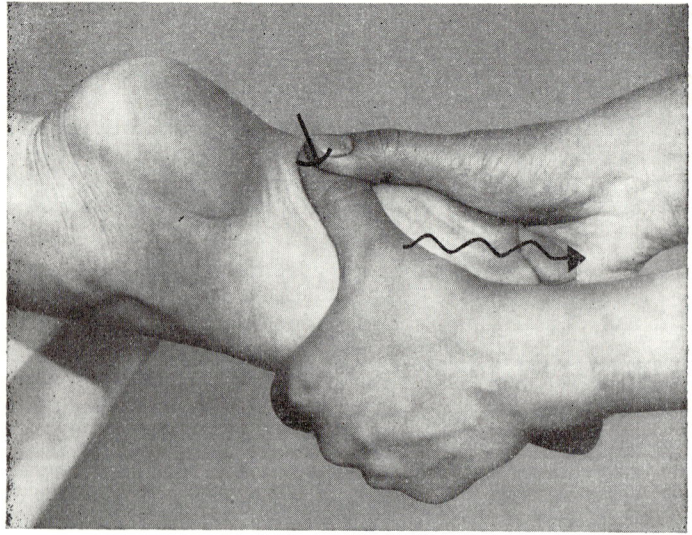

Abb. 75   Schüttelnde Traktion am Kuboid in Bauchlage (5.4.2.).

telnde Traktion (wie 5.2.1.) mit Kontakt am Navikulare oder am Kuboid (s. 5.4.2.) die wirksamste gezielte Behandlung.

5.4.1. Untersuchung

Wie bei der Untersuchung des Tarsometatarsalgelenkes (s. 5.2.4. und 5.2.5.) wird mit minimaler Kraft die a-p-Verschieblichkeit des Navikulare gegen den fixierten Talus oder des Kuboids gegen den fixierten Kalkaneus geprüft. Bei Unsicherheit des Befundes muß man mit der Gegenseite vergleichen. Meistens läßt sich eine kleine Gelenkspielverschiebung tasten. Bei sehr festen Fußgelenken besteht nur ein federndes Nachgeben und bei Störungen ein starrer Widerstand. Einfache Blockierungen lassen sich mit schüttelnder Traktion behandeln. Gröbere Bewegungseinschränkungen brauchen zusätzlich die Behandlung in Dorsal- oder Plantarschub, z. B. durch Wiederholung der Untersuchung.

5.4.2. Schüttelnde Traktion am Kuboid und Navikulare

Der Patient liegt auf dem Bauch. Der Behandler steht am Fußende und faßt den Vorfuß mit beiden Händen von den Rändern her, die Daumen plantar und die übrigen Finger auf der Dorsalseite. Die Daumen werden dann übereinander auf die Plantarfläche des Os naviculare oder Os cuboides gelegt. Durch leichten Druck der Daumen nach dorsal in leichter Plantarflexion und unter Zug in Unterschenkelrichtung wird das Gelenk in Vorspannung gebracht (Abb. 74, 75). Nun überträgt der Behandler aus der Traktionsvorspannung ein vibrierendes Schütteln auf den Vorfuß und das Navikulare bzw. das Kuboid. Aus der gleichen Vorspannung kann auch eine reine Traktion als Manipulation durchgeführt werden.

5.4.3. a-p-Verschiebung (Dorsalschub der ganzen Reihe)

Der Dorsalschub in der Chopartschen Reihe wird in Rückenlage des Patienten durchgeführt. Der Behandler steht mit seiner rechten Seite zum Bankende und schaut von der Innenseite her auf den rechten Fuß. Er greift unmittelbar vor der Knöchelgabel mit der rechten Hand (Schwimmhaut) vom Fußrücken her um den Talus. Die linke Hand wird völlig supiniert und ulnarduziert und dann mit der Radialkante des Zeigefingers quer unter das Navikulare und Kuboid gestützt. Der Daumen legt sich auf den Fuß-

rücken um den 5. Metatarsalen (Abb. 76). Der linke Unterarm
weist mit dem Ellenbogen schräg abwärts. Während die rechte
Hand von dorsokranial her einen Fixationsdruck auf den Talushals ausübt, verschiebt die linke Hand Navikulare und Kuboid
in Verlängerung ihres Unterarms nach kranial und vorn. Der
linke Ellenbogen des Behandlers ist an seinem linken Knie abgestützt. Der Bewegungsschub geht vom Knie aus. Die Verschiebung nach plantar wird in 5.5.1. beschrieben.

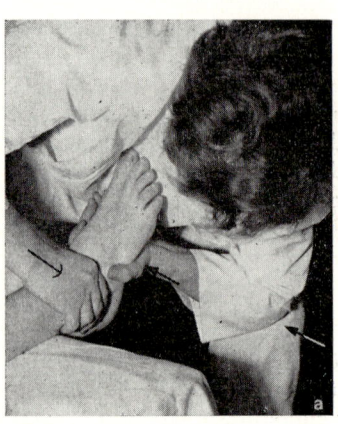 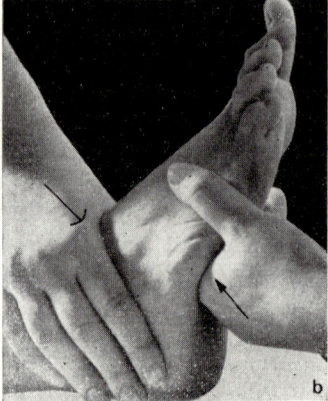

Abb. 76   Dorsalverschiebung in der Chopartschen Reihe (5.4.3.).
a) Gesamtansicht, b) Detail.

5.5.   Unteres Sprunggelenk

Das untere Sprunggelenk ist aus mehreren Gelenkflächen zu-
sammengesetzt. Auch in bezug auf die Funktion läßt sich ein vorderer und ein hinterer Anteil unterscheiden. Der lokale Schmerz
liegt vor der Knöchelgegend oder in der Ferse. Störungen der
Fibulaverbindungen können ebenfalls Fersenschmerzen hervorrufen (s. 5.7.5. und 5.7.6.).
Das untere Sprunggelenk ist vor allem an den Drehbewegungen des Fußes in die Pro- und Supination beteiligt. Im *Gelenkspiel* lassen sich die Verschiebungen des Kalkaneus gegen den
Talus und die des Vorfußes gegen den Talus und Kalkaneus unterscheiden und weitgehend isoliert untersuchen.

Eine isolierte Distraktion des Gelenks ist nicht möglich. Im vorderen unteren Sprunggelenk, das der Chopartschen Gelenklinie weitgehend entspricht (s. 5.4.), kann die a-p-Verschieblichkeit des Vorfußes nach plantar (s. 5.5.1.) und dessen Duktion nach medial und lateral (s. 5.5.2.) geprüft sowie behandelt werden. Am hinteren unteren Sprunggelenk, das sich nur in dieser Ausgangsstellung untersuchen läßt, wird die Beweglichkeit des Kalkaneus gegenüber dem Talus geprüft und behandelt, und zwar nach plantar-fußspitzenwärts (s. 5.5.3.) sowie in den Drehrichtungen um die Fußlängsachse (Pro- und Supination, s. 5.5.4.) oder um die Unterschenkelachse (s. 5.5.5.).

Als *Ausgangsstellung* für die Techniken des unteren Sprunggelenks (Abb. 77) liegt der Patient auf dem Rücken, das rechte Bein angezogen. Der Behandler setzt sich mit dem Rücken zum Patienten an das Bankende (Vorteil des einfachen Seitenvergleichs) oder an die rechte Bankseite und nimmt das in der Hüfte außenrotiert gebeugte und im Kniegelenk rechtwinklig gehaltene Bein von rechts her auf den Schoß, so daß die Medialseite des Fußes nach oben weist.

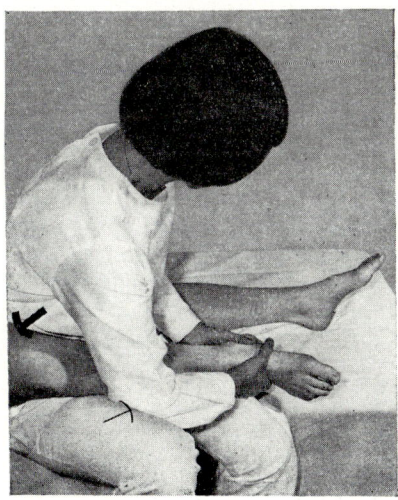

Abb. 77 Gesamtansicht der Ausgangsstellung für die Technik am unteren Sprunggelenk (Detail in Abb. 78 u. 79).

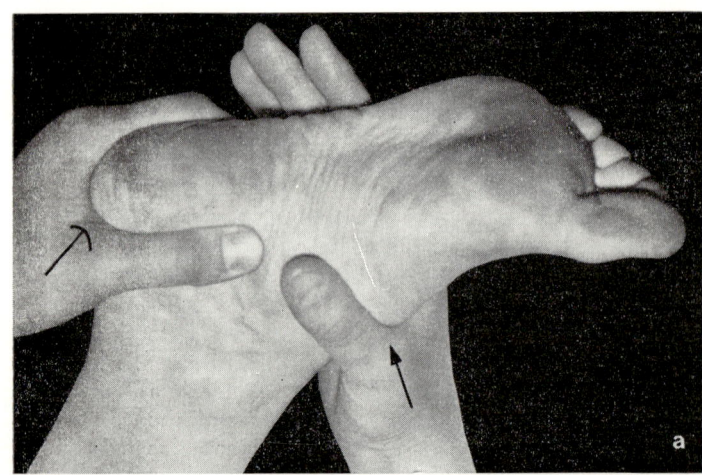

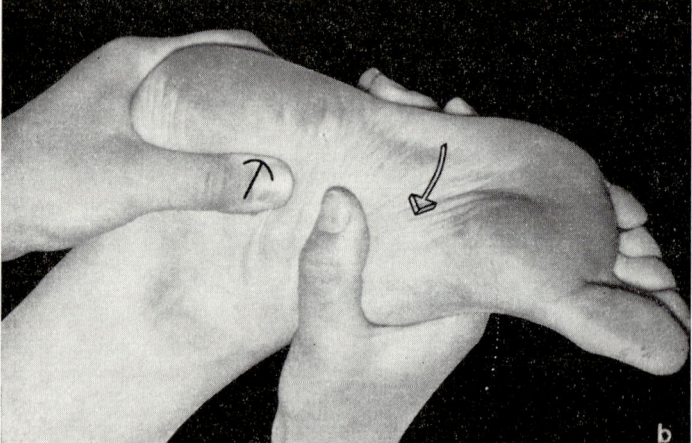

Abb. 78   Detail zu Abb. 77. Kontakt am Fuß zur Untersuchung und Behandlung des vorderen unteren Sprunggelenkes.
a) in Verschiebung nach plantar (5.5.1.), b) in Medialduktion (5.5.2.).

5.5.1. Plantarschub im vorderen unteren Sprunggelenk

Die Verschiebung des Vorfußes (Navikulare und Kuboid) nach plantar betrifft in erster Linie das vordere untere Sprunggelenk. Sie kann als Gegenbewegung zur Dorsalverschiebung im Chopartschen Gelenk aufgefaßt werden (s. 5.4.3.), da ein Teil des vorderen unteren Sprunggelenks Teil des Chopartschen Gelenks ist.

Patient und Behandler befinden sich in der Ausgangsstellung der Abbildung 77. Die linke Hand faßt von dorsokranial unmittelbar oberhalb des Achillessehnenansatzes her mit Daumen und Zeigefinger über den Talus und Kalkaneus und fixiert beide unter Distraktionsschub in rechtwinkliger Neutralhaltung des Fußes. Die rechte Hand nimmt nun unter Auseinanderspreizen von Daumen und Zeigefinger mit der Schwimmhaut vom Fußrücken her auf dem Navikulare und Kuboid Kontakt (ohne sie zu umgreifen) und verschiebt sie mit einem kraftlos weichen Schub nach plantar und leicht schräg nach hinten (Abb. 78 a) als Untersuchung oder Behandlung.

5.5.2. Medial- und Lateralduktion im vorderen unteren Sprunggelenk

Die lateralen Gelenkspielbewegungen im Sinne der Medial- und Lateralduktion des Vorfußes werden in der Ausgangsstellung der Abbildung 77 ausgeführt. Die Fixation von Talus und Kalkaneus mit der linken Hand wird wie bei der Technik 5.5.1. vorgenommen. Die rechte Hand liegt mit dem Daumen über die Medialfläche des Navikulare und mit den vier Fingern am Lateralrand des Fußes; der 5. Finger etwa in Höhe des Kuboid und die übrigen distal davon. Die Untersuchungs- und Mobilisationsbewegung ist eine seitliche Abwinkelung des Vorfußes nach medial, etwa um einen Drehpunkt im Taluskopf (Abb. 78 b). Dabei wird das Navikulare gegenüber dem Taluskopf etwas nach medial (oben) verschoben und der laterale Anteil der Chopartschen Gelenkreihe zwischen Kuboid und Kalkaneus geöffnet. Aus gleicher Ausgangsstellung, Fixation und gleichem Kontakt der mobilisierenden Hand kann der Fuß auch in der entgegengesetzten Richtung im Sinne der Lateralduktion bewegt werden. Dabei ist das Bewegungsausmaß viel kleiner. Es ist aber vorteilhaft, daß dadurch das Talonavikulargelenk etwas geöffnet wird (Distraktionsspannung).

5.5.3.   Plantarschub des Kalkaneus

Für die Mobilisationsbewegungen des hinteren unteren Sprunggelenks greift die rechte supinierte Hand bei gleicher Ausgangsstellung des Patienten und Behandlers (wie in Abb. 77) vom Fußrücken her um den Talus und fixiert ihn in rechtwinkliger Neutralhaltung durch einen Schub in Distraktionsrichtung. Dabei
liegt die Schwimmhaut über dem Collum tali, der Daumen gebeugt um den Innenknöchel und der Zeigefinger gebeugt um
den Außenknöchel.
Die mobilisierende linke Hand legt sich bei gestreckt ausein-
andergespreiztem Daumen und Zeigefinger von hinten mit der
Schwimmhaut in der Gegend des Achillessehnenansatzes an die
Ferse und schiebt sie schräg nach plantar und fußspitzenwärts
(Abb. 79 a). Wenn die Fixation am Talus exakt ist, führt der Vorfuß dabei keine Dorsalbewegung aus.

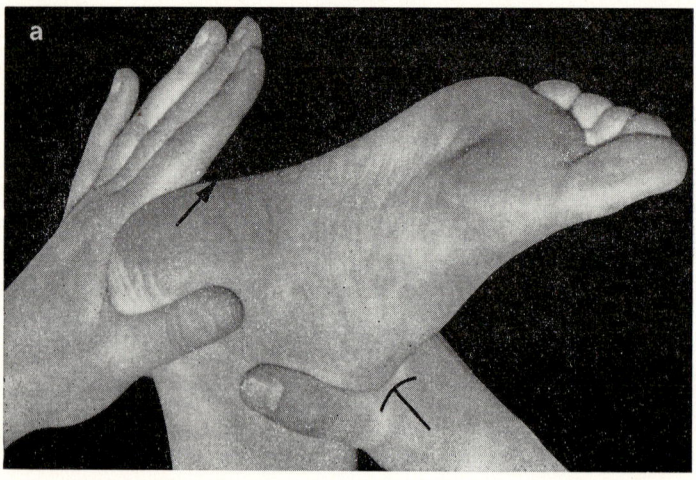

Abb. 79   Detail zu Abb. 77. Kontaktnahme am Fuß für die Untersuchung und Behandlung des hinteren unteren Sprunggelenkes. Der
Kalkaneus wird a) nach plantar-fußspitzenwärts verschoben (5.5.3.),
b) in die Supination gedreht (5.5.4.) und c) nach medial rotiert (5.5.5.).

Wir registrieren die widerstandslose deutliche Verschiebebewegung als normal. Allerdings darf die Untersuchungsbewegung
nicht aus Vorspannung beginnen, weil dann die Bewegung

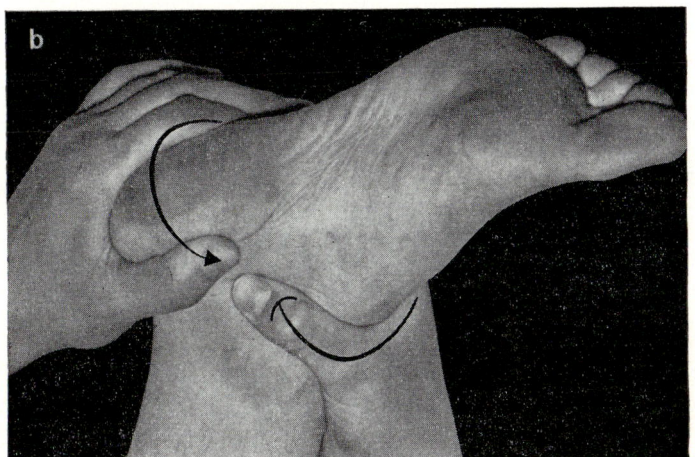

Abb. 79 b

schon vorher erschöpft sein kann. Bei vergrößertem Widerstand ist die Mobilisation angezeigt: In gleicher Ausgangsstellung zieht der Patient mit minimaler Kraft die „Ferse hoch" und hält diese Minimalspannung 10 s. Nach völliger Entspannung wird die Ferse plantarwärts rhythmisch-repetitiv verschoben.

5.5.4. Pronations- und Supinationsrotation des Kalkaneus

Diese Bewegungen um die Längsachse des Fußes werden wieder aus derselben Ausgangsstellung von Patient und Behandler (s. Abb. 77) vorgenommen. Die Fixation des Talus entspricht 5.5.3. Der Daumen der linken Hand legt sich von hinten her auf die Innenseite und die übrigen Finger gebeugt auf die Außenseite des Kalkaneus. Bei gestrecktem Handgelenk führt die linke Hand nun eine Pronation oder Supination (Abb. 79 b) durch. Dabei ist die Supination des Kalkaneus die wichtigere, die auch den größeren Bewegungsausschlag zeigt.

5.5.5. Kalkaneusdrehung nach innen und außen

Eine weitere Bewegungsrichtung ist die Drehung des Kalkaneus um die Längsachse des Unterschenkels. Die Ausgangsstellung des Patienten und des Behandlers entsprechen Abbildung 77,

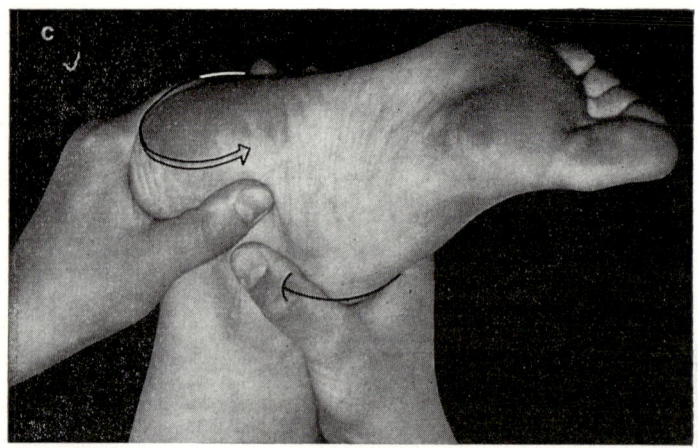

Abb. 79 c

und die Fixation des Talus ist die der Technik 5.5.3. Zeigefinger
und Daumen liegen von hinten her um den Kalkaneus und bewegen ihn um die Unterschenkelachse einmal mit dem Dorsal-
ende nach medial (Abb. 79 c) und einmal nach lateral. Die Me-
dialrotation ist die wichtigere und ausgiebigere Richtung.

5.5.6.   Plantarzugmanipulation am Kalkaneus

Der Patient liegt auf dem Rücken. Der Behandler greift mit der
linken Hand die Knöchelgegend und drückt fixierend mit der
Handwurzel von vorn gegen den Talus. Die rechte Hand umfaßt
die Ferse von medial her um den Achillessehnenansatz und zieht
sie nach plantar-fußspitzenwärts in die Vorspannung. Nun wird
vom Patienten für 10 s eine Minimalspannung in entgegengesetzter Richtung („Ferse hoch") gefordert. Nach völliger Entspannung verstärkt der Behandler repetitiv ganz leicht die Vorspannung oder führt einen Manipulationszug aus (Abb. 80).
Das obere Sprunggelenk muß dabei fixiert sein (Talus). Auf
diese Technik sprechen die Kalkaneusschmerzpunkte (dorsal und
plantar) gut an.
Der Schmerzmaximalpunkt an der Unterfläche des Kalkaneus
entspricht dem Ursprung der kleinen Fußsohlenmuskeln und
hängt mit deren Spannungserhöhung zusammen. Ohne Blockie-
rungsbefund sind diese Objekte der Therapie (s. 7.4.).

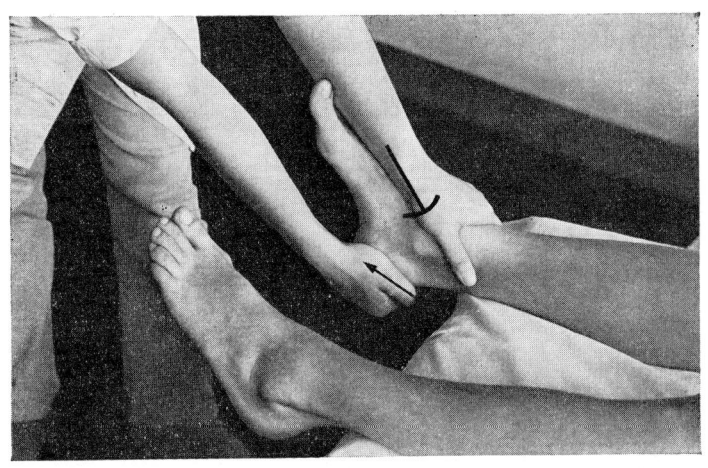

Abb. 80   Plantarzugmanipulation am Kalkaneus (5.5.6.).

5.6.   Talokruralgelenk

Plantarflexion/Dorsalextension   40°−50°/0°/30°
Das obere Sprunggelenk ist ein reines Scharniergelenk mit seit-
licher Knochenführung (Malleolen). Die Funktionsbewegungen
werden stets bei gebeugten Knien geprüft. Im Kapselmuster ist
die Dorsalextension zuerst eingeschränkt.
Der Patient spürt die Behinderung vor allem beim Bergauf-
gehen und Treppenauf- und -absteigen. Das Gelenk ist oft nach
Distorsionen und Frakturen funktionsgestört.
Bei *Hypermobilität* wird die Plantarflexion vergrößert. Allerdings
ist in diesen Fällen die Messung ungenau, da der Vorfuß einen
Teil der Plantarflexion übernimmt.
Bei Distorsionen ist hier die Gefahr lateraler Bandläsionen besonders groß.

5.6.1.   Distraktion

Zur Distraktion des oberen Sprunggelenks (therapeutische Technik) liegt der Patient auf dem Rücken. Bei gestreckten Beinen
reichen die Fersen über das untere Bankende hinaus. Der Be-

handler steht vor dem Fußende und legt die gestreckten Daumenballen und Daumen an beiden Rändern parallel unter die Fußsohle. Die Langfinger beider Hände werden über dem Fußrücken gefaltet, so daß die beiden kleinen Finger oder beide 4. Finger unmittelbar vor der Knöchelgabel auf dem Talushals liegen. Der Fuß ist ganz leicht (um 10°) plantar flektiert. Der Behandler lehnt sich mit dem Körper zurück. Die Arme sind nur wenig gebeugt. Die Fixation ist durch das Körpergewicht des Patienten und dessen Trägheitsmoment gegeben. Wenn bei entspanntem Patient die Vorspannung durch das Körpergewicht des Behandlers erreicht worden ist, beugt der Behandler ganz rasch und ohne vorheriges Nachlassen der Spannung die Arme an und zieht dadurch den Fuß in der Richtung der Unterschenkelachse zu sich heran (Abb. 81). Dabei heben sich die Gelenkflächen hörbar voneinander ab. Die Manipulation wirkt gleichzeitig auf das vordere untere Sprunggelenk. Diese Technik kann nur am Ende aller mobilisierenden Behandlungen stehen.

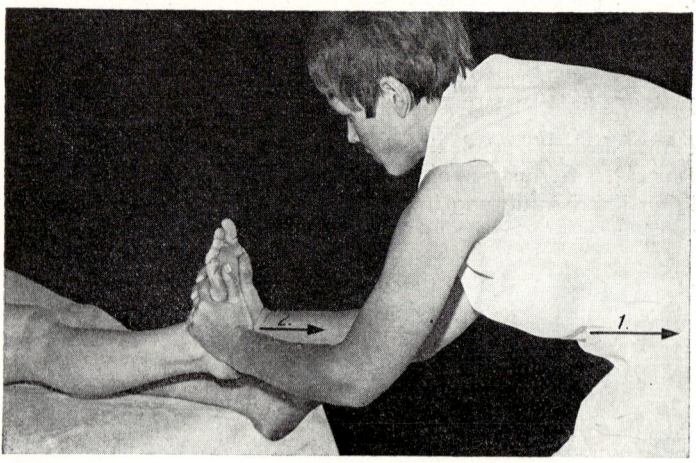

Abb. 81   Distraktion des oberen Sprunggelenkes (5.6.1.).

5.6.2.   a-p-Verschiebung

Sie ist sowohl zur *Untersuchung* als auch zur *Mobilisation* geeignet. Der Patient hat in Rückenlage das rechte Knie stumpfwinklig angezogen und mit der Ferse aufgestützt. Der Behandler steht seitlich rechts am Fußende und unterstützt den Fuß in rechtwinkliger Stellung. Die linke Hand umfaßt den Unterschenkel unmittelbar oberhalb der Knöchelgabel, d. h. oberhalb des Talus, von vorn her (Abb. 82). Es ist vorteilhaft, wenn der Daumen auf dem Außen- und der Zeigefinger auf dem Innenknöchel vorn aufliegt. Der Unterschenkel wird nach dorsal verschoben. Die Schubrichtung darf auf keinen Fall den Unterschenkel gegen den Talus drücken. Diese Gefahr ist besonders groß, wenn das Knie zu stark gebeugt wurde. Ein anderer häufiger Fehler besteht darin, daß die mobilisierende Hand zu weit distal und dabei auf dem Talus liegt. Die Bewegung wird dadurch vereitelt. Wir erkennen die freie Funktion an einer widerstandslosen kleinen Verschiebestrecke, die Blockierung am Fehlen des Gleitens.

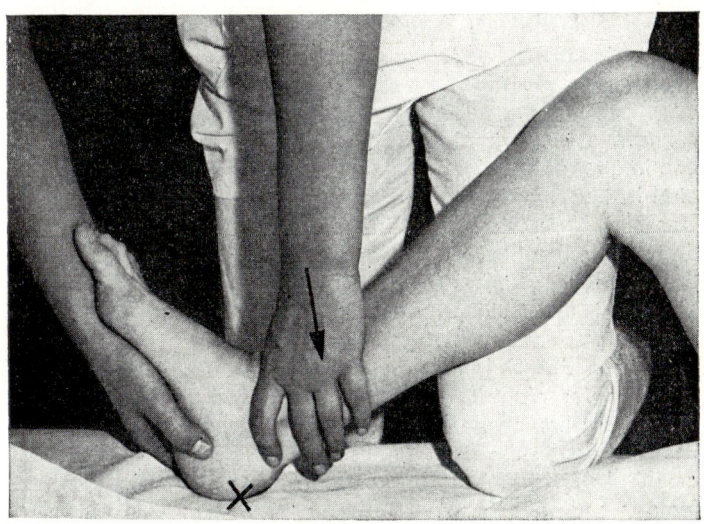

Abb. 82   a-p-Verschiebung im oberen Sprunggelenk (5.6.2.).

5.7.   Kniegelenk und Unterschenkelverbindungen

Extension/Flexion   0°–10°/0°/120°–150°
Außenrotation/Innenrotation (90° Beugung)   30°/0°/ 20°
Das Kniegelenk wird in seiner Funktion als Scharniergelenk

durch Bänder geführt, die in Streckung bzw. Überstreckung angespannt sind („Verschluß" des Gelenks) und die in Beugung
entspannt sind und dann kleine Drehungen in beiden Richtungen erlauben.

Die Rotationsbewegungen des Kniegelenks lassen sich im Seitenvergleich untersuchen, wenn der Patient in Bauchlage beide
Knie rechtwinklig anbeugt und der Behandler vom Fußende her
beide Füße gleichzeitig in die Innen- oder Außenrotation drückt.
Dabei läßt sich sowohl der Rotationswinkel als auch der Seitenunterschied schnell überblicken. Einschränkungen der Rotation
sprechen für eine Störung des Tibiofibulargelenks.

Das *Kapselmuster* zeigt die stärkste und früheste Einschätzung
in der Flexion, während die Störung der Kniestreckung lange
Zeit nur in einer schmerzhaft harten Endfederung der Hyperextension ohne Bewegungseinschränkung besteht. Die Schmerzpunkte des Kniegelenks liegen in der Kniekehle, an den Gelenkspalträndern medial und lateral (Kollateralbänder) und am vorderen Gelenkspaltrand der Tibia zu beiden Seiten der Patellasehne. An der medialen Vorderfläche der Tibiakonsole einige
Zentimeter unterhalb des medialen Knieschmerzpunktes liegt
ein Maximalpunkt der Hüfte.

Das *Tibiofibulargelenk* hat in den meisten Fällen eine gesonderte Gelenkhöhle und immer seine eigene Gelenkmechanik.
Die Fibula ist durch eine nahezu ebene Gelenkfläche seitlich
hinten mit der Tibia verbunden. Die Bewegungsfunktion ist in
einem Abfedern der Fußbewegungen zu suchen.

Störungen des Gelenks können Schmerzen dorsal in Gelenknähe, in der Wade (Wadenkrämpfe) und in der Ferse (Rychlíková 1971) hervorrufen. Dabei kann die Federung des Fibulaknöchels gegen die Tibia eingeschränkt sein. Der Schmerzpunkt
am Fibulaköpfchen kann auch durch Verspannung des M. biceps
femoris bedingt sein.

Das *Gelenkspiel* des Kniegelenks wird in Traktion (s. 5.7.1.), der
anteroposterioren Verschiebung (s. 5.7.2.) und im Seitneigungsfedern, d. h. dem Öffnen des Gelenkspalts innen oder außen
(s. 5.7.3.), geprüft und behandelt. Besonders frühzeitig ist immer
das Patellaspiel (s. 5.7.4.) gestört, dessen Prüfung deshalb die
Untersuchung und Behandlung einleiten sollte.

Störungen im Gelenk des Fibulaköpfchens werden mit einer
schrägen a-p-Verschiebung geprüft und mobilisiert (s. 5.7.5.1.).
Bei Einschränkungen der Knieinnenrotation wird die Behand-

lungsrichtung nach ventral (s. 5.7.5.2.) und bei Einschränkungen der Außenrotation die nach dorsal (s. 5.7.5.3.) gewählt. Der fibulare Malleolus läßt sich gegen die Tibia in seiner Federung prüfen und mobilisieren (s. 5.7.6.).

Analog den Verhältnissen am Ellenbogen (s. 4.6.) kann eine alternierende isometrische Flexion/Extension auch am Kniegelenk angewendet werden.

Hypermobilität des Kniegelenks zeigt sich vor allem in einer Hyperextension von mehr als 5°. Außerdem weisen vergrößerte Rotationsbewegungen bei rechtwinklig gebeugtem Knie die Hypermobilität aus. Im Gelenkspiel bedeutet eine merkbare Gleitbewegung bei der latero-lateralen Verschiebung Lockerung des Gelenks (s. 5.7.3.1.).

Störungen der Kniefunktion haben durch den komplizierten Aufbau des Gelenks und seine Exponiertheit für traumatische Einwirkungen besonders häufig Gewebsläsionen (Meniskus, Kapsel, Bänder) als Ursache. Die gezielte Untersuchungstechnik dieser Schädigungen hat kürzlich Franke (1981) zusammengestellt. Sie beruht auf der Feststellung von Lockerungen ganz bestimmter Bewegungsrichtungen. Lockerung einer Richtung in Kombination mit Blockierung einer anderen Richtung findet sich bei arthrotisch deformierten Gelenken. Dann muß sich die Mobilisation exakt auf die blockierte Richtung beschränken.

5.7.1. Traktion

Eine Distraktion der Gelenkflächen kommt bei hypermobilem Kniegelenk als unerwünschte Nebenerscheinung bei Hüftgelenktraktionen (s. 5.8.) vor. Wenn man die Mitbehandlung der Nachbargelenke vermeiden will, ist lediglich eine Traktionsspannung im Gelenk zu erzielen, selten ein Abheben der großen Gelenkflächen.

Der Patient hat auf der Bodenmatte in Bauchlage das Bein gebeugt. Der Behandler steht neben ihm und stützt seinen Fuß in der Kniekehle gegen die Dorsalfläche des Oberschenkels. Beide Hände umgreifen den Unterschenkel unmittelbar proximal der Knöchel (Abb. 83). Gegen den Fixationsdruck des Fußes wird der Unterschenkel nun senkrecht in die Höhe gezogen. Das Knie kommt in Distraktionsspannung.

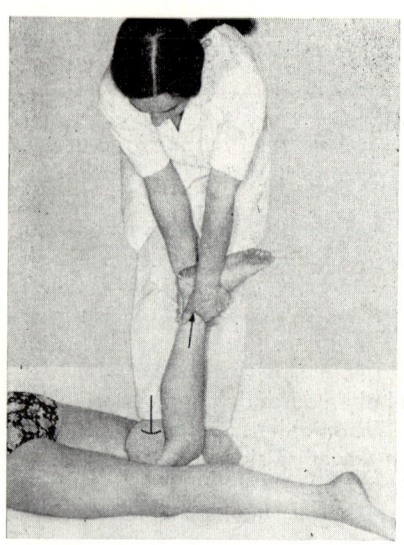

Abb. 83 Traktionszug am
Kniegelenk in Bauchlage
(5.7.1.).

5.7.2.   a-p-Verschiebung

Sie wird, wenn möglich, bei gebeugtem Kniegelenk ausgeführt
(s. 5.7.2.1.). In Streckstellung versteifte Kniegelenke machen aber
ein anderes Vorgehen erforderlich (s. 5.7.2.2.).

5.7.2.1.   a-p-Verschiebung bei gebeugtem Knie

Der Patient hat in Rückenlage das Bein angebeugt. Der Behandler setzt sich von der Seite her auf den Fuß. Er legt dann
die flach gestreckten Finger beider Hände in die Kniekehle hinten an die Tibia und die beiden Daumen vorn auf die Tibiakonsole. Der Behandler lehnt sich dann etwas zurück und prüft
oder mobilisiert die Gleitbewegung nach dorsal oder ventral
(Abb. 84). Bei sehr adipösen Unterschenkeln macht sich zwischen
diesen beiden Richtungen ein Umgreifen erforderlich.
Aus gleicher Ausgangsstellung kann eine alternierende isometrische Flexions-Extensions-Anspannung analog der Technik
am Ellenbogen durchgeführt werden.

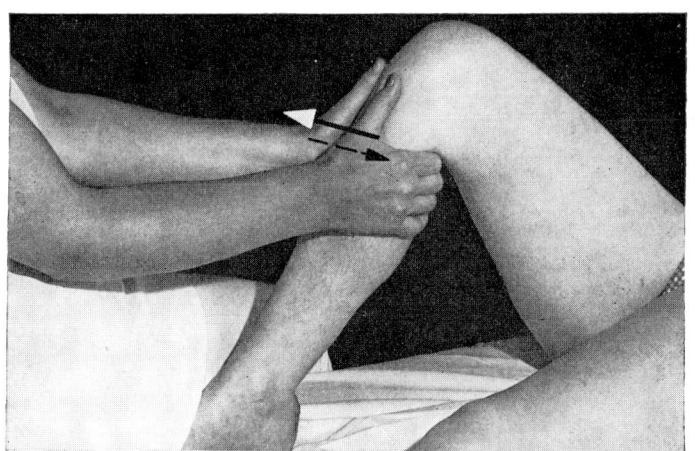

Abb. 84 a-p-Verschiebung der Tibia bei gebeugtem Kniegelenk (5.7.2.1.).

5.7.2.2. a-p-Verschiebung bei gestrecktem Knie

Der Patient liegt (mit gestrecktem Bein) auf dem Rücken. Der Oberschenkel wird unmittelbar oberhalb der Kniekehle mit einem flachen Polster unterlegt. Der Behandler steht seitlich neben dem Knie und greift mit der linken Hand von der Innenseite her unter das distale Femurende. Die rechte Hand legt er mit gespreiztem Daumen und Zeigefinger von vorn her auf die Tibiakonsole. Gegen den Fixationshalt der linken Hand am Oberschenkel wird die Tibia nach dorsal verschoben (Abb. 85). Nach längeren Ruhigstellungen sollte die erste Behandlung sofort nach der Verbandabnahme durchgeführt werden, noch ehe der Patient das erste Mal ohne Hülse auf dem Bein steht und geht. Selbst mit ganz vorsichtiger Dosierung läßt sich im allgemeinen eine rasche Zunahme der Beweglichkeit erreichen, die dem Patienten dann die anfänglichen Bewegungsschmerzen mindert.

5.7.2.3. Passive Flexion

Eine Verschiebung in der anteroposterioren Richtung ist auch bei der Flexion über ein Hypomochlion (dazwischengelegte

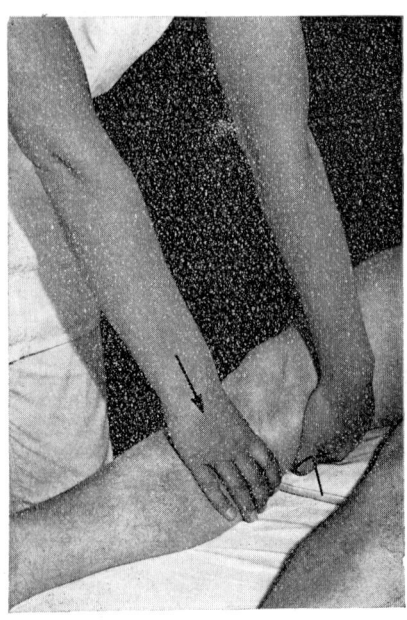

Abb. 85 Dorsalverschie-
bung der Tibia bei
gestrecktem Kniegelenk
(5.7.2.2.).

Hand) der entscheidende Bewegungsvorgang zwischen den Ge-
lenkflächen. Da diese Technik öfter schmerzt (Funktionsbewe-
gung!) darf sie nur sehr zart, schmerzlos und als Abschluß einer
Behandlung ausgeführt werden, wenn nur noch ein Rest an
Bewegungshemmung zu beheben ist.
Der Patient liegt auf dem Rücken, das Bein angezogen. Der
Behandler legt die linke Hand möglichst hoch hinauf in die
Kniekehle und drückt mit der anderen Hand den Unterschenkel
in die Beugung. Wenn nur das Ende der Beugebewegung ge-
hemmt ist, kann der Unterschenkel ohne die dazwischen gelegte
Hand in die Beugung gedrückt werden.

5.7.3.   Seitliche Kniebewegungen

Die Kniegelenkbewegungen in der Frontalebene sind vor allem
als seitliches Federn diagnostisch und therapeutisch nach medial (s. 5.7.3.2.) und lateral (s. 5.7.3.3.) ausführbar. Die reine
laterolaterale Verschiebung (s. 5.7.3.1.) hat ihre Bedeutung zur
Erkennung einer Lockerung des Gelenks. Die Federungstechni-

ken bereiten wegen der Fehlermöglichkeiten die meisten Schwierigkeiten. Das gestreckte Knie ist gesperrt, das stärker gebeugte
weicht aus. Deshalb muß exakte Technik für Untersuchung und
Behandlung Voraussetzung sein, besonders wenn sie als Selbstbehandlung benutzt wird.

5.7.3.1. Laterolaterale Verschiebung

Diese Gelenkspielbewegung (s. Abb. 3f) führt am normal beweglichen Kniegelenk des Erwachsenen nur zu einer Federung.
Bei Lockerung des Gelenks ist ein größerer Ausschlag erkennbar. Die Technik hat deshalb nur diagnostische Bedeutung.

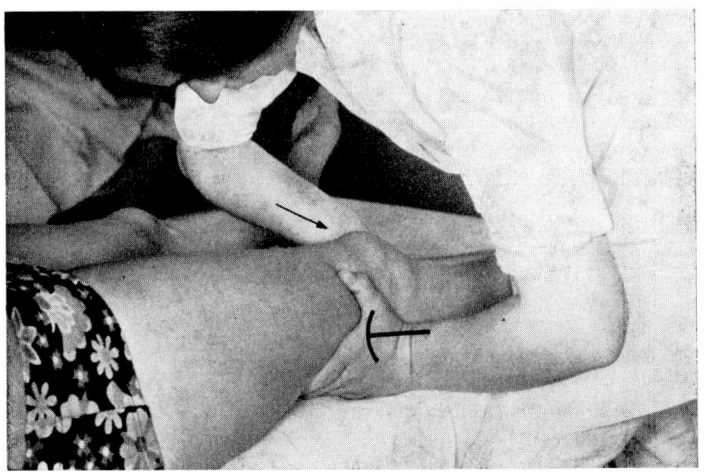

Abb. 86   Laterolaterale Verschiebung im Kniegelenk als Lockerungstest
(5.7.3.1.).

Der Patient liegt auf dem Rücken, das Knie flach unterpolstert
und nicht voll gestreckt. Der Behandler steht dem Patienten zugewendet mit seiner rechten Seite an der Bank und beugt sich
über das Knie. Die linke Hand liegt mit der Handwurzel unmittelbar proximal des Kniegelenkspalts auf dem äußeren Femurepikondylus, und die Finger umgreifen den Oberschenkel von
außen her. Die rechte Hand umfaßt mit Daumen (vorn),
Schwimmhaut und Radikalkante des Zeigefingers (hinten) den
Tibiakondylus von medial her. Die linke Hand fixiert nun den

Oberschenkel, während die rechte Hand die Tibiakonsole dagegen nach lateral verschiebt (Abb. 86).
Um die entgegengesetzte Bewegung auszuführen, vertauschen
die Hände ihre Funktion.

5.7.3.2.   Seitliches Neigungsfedern nach medial

Der Patient liegt auf dem Rücken mit ausgestreckten Beinen.
Der Behandler sitzt möglichst niedrig rechts neben der Bank, die
linke Schulter in Höhe des Kniegelenks. Das Patientenknie wird
mit einem flachen Polster unterlegt. Mit der rechten Hand greift
der Behandler auf die Knöchelgabel von oben her, der Fixationsdruck der Finger liegt auf dem Innenknöchel. Die linke
Handwurzel nimmt supiniert über dem äußeren Gelenkspalt des
Kniegelenks (lateraler Femurepikondylus und Tibiakondylus)
Kontakt, die Finger liegen in der Kniekehle (der Daumen kann
nach oben an den äußeren Patellarand gelegt werden). Der Behandler streckt die Arme und schiebt aus der Schulter heraus
das Knie genau in der Frontalebene nach medial (Abb. 87). Da-

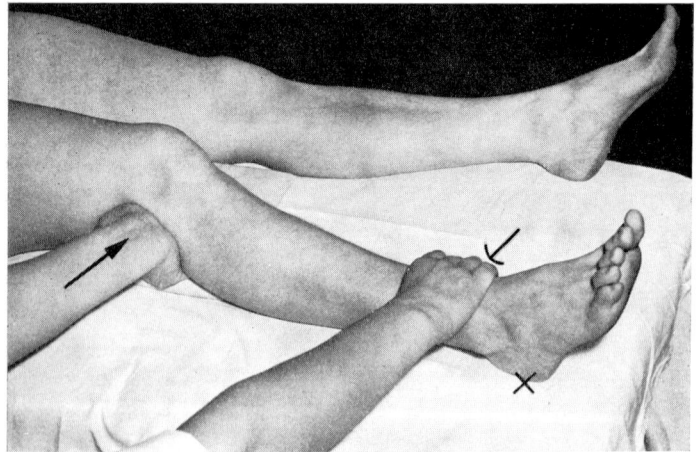

Abb. 87   Seitliches Neigungsfedern am Knie nach medial (5.7.3.2.).

bei öffnet sich der mediale Gelenkspalt. Ein Ausweichen in die
Beugung (z. B. durch Drehung des Beins) und in die Streckung
ist unbedingt zu vermeiden. Der Fuß wird durch entsprechenden

Gegendruck auf der Unterlage fixiert. Wenn der Patient im Sitzen das Bein seitlich abspreizt, kann er eine Federung nach medial als Selbstbehandlung durchführen. Auf kraftlose Ausführung ist zu achten.

5.7.3.3. Seitliches Neigungsfedern nach lateral

Das Federn nach lateral kann in der gleichen Ausgangsstellung wie die vorhergehende Technik ausgeführt werden. Es ist aber günstiger, wenn der Patient in Rückenlage am rechten Bankrand liegt und das rechte Bein abspreizt. Der Behandler sitzt zwischen den Unterschenkeln am Bankrand und blickt auf die Innenseite des rechten Kniegelenks. Die linke Hand faßt die Knöchelgegend und fixiert den Unterschenkel vor dem Körper. Die rechte Hand liegt mit der Handwurzel auf dem medialen Epicondylus

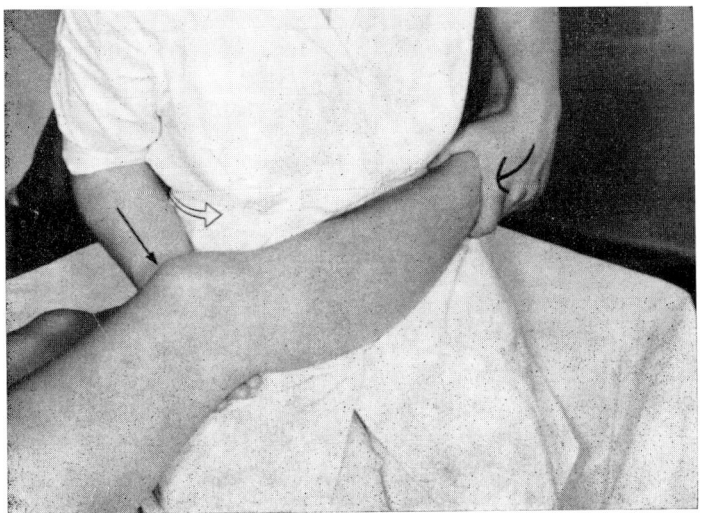

Abb. 88   Seitliches Neigungsfedern am Knie nach lateral (5.7.3.3.).

femoris und dem inneren Tibikondylen. Der Daumen ist nach vorn geschlagen, und die übrigen Finger greifen nach dorsal in die Kniekehle und halten das Knie in 10° Beugung. Nach Fixation des Unterschenkels am Körper geht der Bewegungsschub aus einer Drehbewegung des Körpers (nach links) hervor und wird über den in der Taille abgestützten rechten Unterarm auf das Kniegelenk als Federung mit zarter Kraft übertragen (Abb. 88). Wieder ist streng darauf zu achten, daß das Knie nicht in die Streckung oder Beugung ausweicht. Außerdem darf das Hüftgelenk nicht zu stark abduziert werden, da sonst der Patient nicht entspannen kann.

5.7.4.   Patellaspiel

Es ist als Mobilisationstechnik in der Krankengymnastik allgemein bekannt. Ein erschwertes oder eingeschränktes Patellaspiel ist aber auch ein sehr empfindlicher Anzeiger für eine Funktionsstörung des Kniegelenks. Bei entspannt auf dem Rücken liegendem Patienten läßt sich die Patella durch ganz leichtes und lockeres Drücken von lateral oder medial ohne Widerstand wenige Millimeter gegenüber dem Oberschenkel verschieben, ohne eine Mitbewegung des Beins auszulösen. Bei Störungen des Gleitens ist ein Widerstand beim Antippen zu fühlen, der

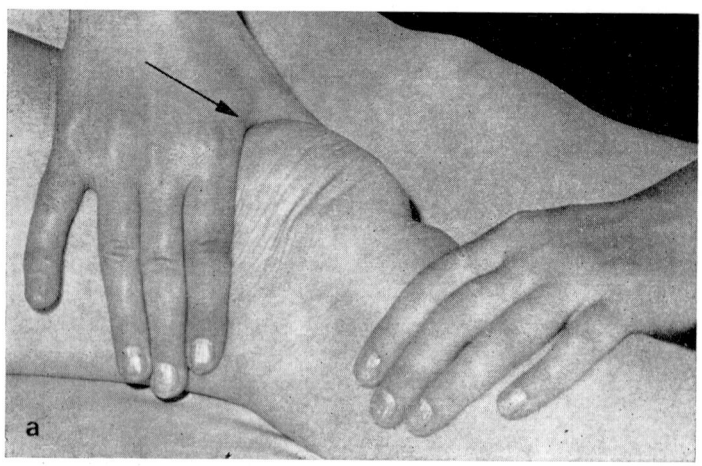

Abb. 89   Patellaspiel (5.7.4.).
a) nach distal

die Patellabewegung verhindert und ein am Fuß erkennbares Wackeln des ganzen Beins hervorruft.
Der Patient liegt auf dem Rücken, die Beine gestreckt. Der Be-

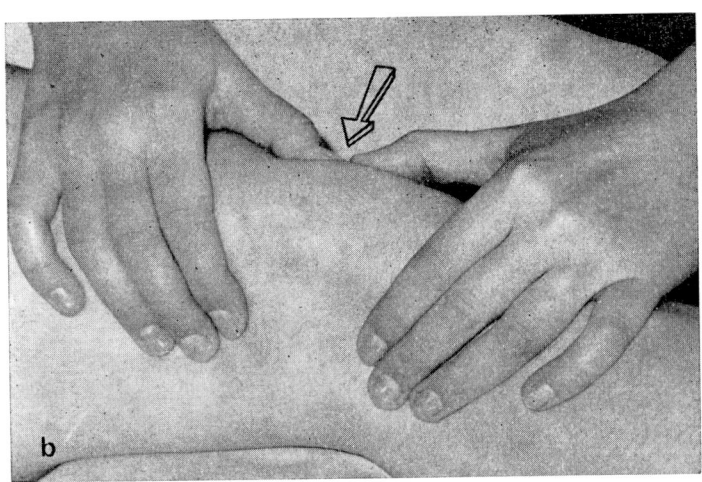

Abb. 89

b) nach lateral

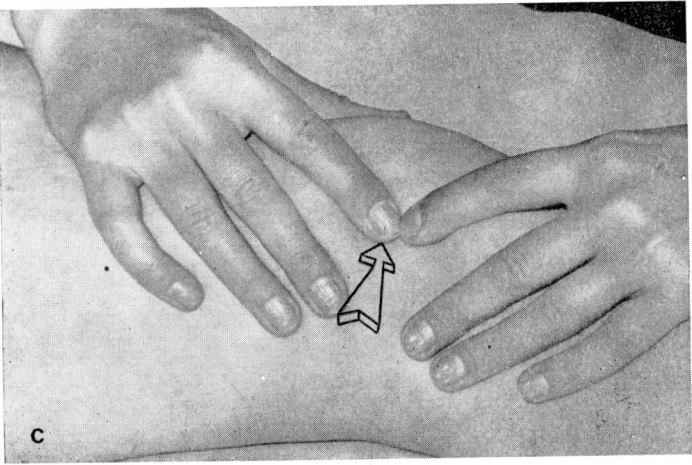

Abb. 89

c) nach medial.

handler steht seitlich vor den Kniegelenken und legt wie bei der
Patellarklonusprüfung entweder die Handwurzel oder die

Schwimmhaut an den Oberrand der Patella (Abb. 89 a) und verschiebt sie langsam nach kaudal und achtet dabei auf den Reibungswiderstand, der sich der Verschiebung entgegenstellt. Mit den beiden Daumen oder den übrigen Fingern wird die Patella unter Gegenhalt nach außen (Abb. 89 b) oder innen (Abb. 89 c) verschoben. Der Vergleich mit dem anderen Knie ist ohne Seitenwechsel in entsprechend verändertem Zufassen möglich.

Vor der Anwendung der Mobilisationstechniken am eigentlichen Kniegelenk muß immer das Patellaspiel zunächst frei gleiten können. Allein diese Behandlung bringt einen manchmal erstaunlichen Zuwachs an Beweglichkeit, und das Weiterbestehen der Patellastörung kann die Wirkung der übrigen Maßnahmen verdecken.

Störungen des Gleitens machen sich beim Strecken des Kniegelenks gegen Widerstand (Schmerz beim Treppensteigen) bemerkbar. Das Patellaspiel ist als Therapie auch für die „femoropatellare Arthrose" empfohlen worden (Bitterli et al.). Entspannung des M. tensor f. l. mindert den Lateralzug an der Patella und damit oft den Patellaschmerz (vor allem am äußeren Patellarand).

5.7.5.   Fibulaköpfchen

5.7.5.1.   Schräge a-p-Verschiebung

Sie eignet sich zu diagnostischen und therapeutischen Zwecken. Der Patient liegt rücklings und hat das rechte Bein angewinkelt. Der Behandler sitzt am Bankrand auf der Fußspitze und umfaßt das Knie von der Innenseite mit der rechten Hand. Die linke Hand legt den Daumen auf das Köpfchen der Fibula. Der Zeigefinger wird im proximalen Interphalangealgelenk rechtwinklig gebeugt und mit den beiden Endgliedern von hinten innen an das obere Fibulaende gelegt. Da das Fibulaköpfchen von dorsal häufig sehr schmerzempfindlich ist, legt man den Zeigefinger am besten in der Mitte der Kniekehle auf die Haut und tastet sich von dort nach außen an die Fibula heran. Dann liegt der laterale Gastroknemiuskopf als Polster zwischen Fibula und Finger (Abb. 90), der Schmerz läßt sich leichter vermeiden. Die Bewegung liegt in einer schrägen Ebene von außen vorn nach innen hinten. Da die Beweglichkeit der Fibula eine sehr große Schwankungsbreite besitzt, ist der Vergleich mit der gesunden Seite hier

besonders wichtig. Zu therapeutischen Mobilisationen ist es vorteilhaft, wenn der rechte Daumen noch auf den linken gelegt
wird und so den Druck auf das Fibulaköpfchen nach dorsal besser dosierbar macht.

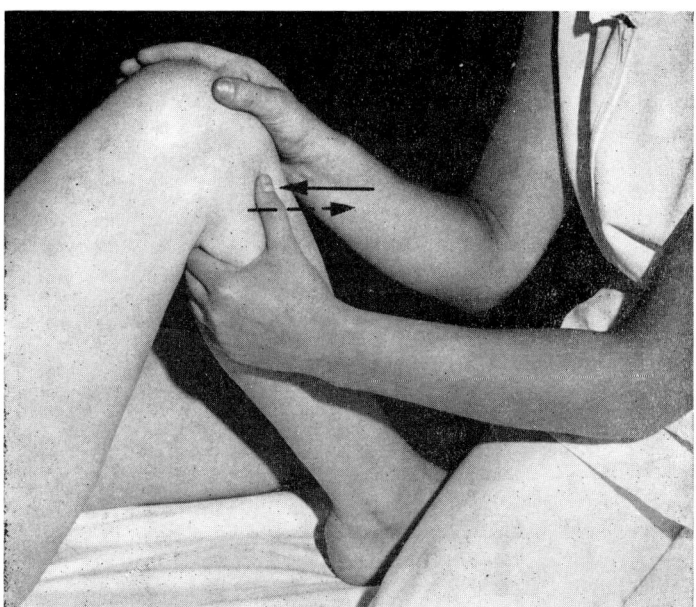

Abb. 90   a-p-Verschiebung des Fibulaköpfchens (5.7.5.1.).

5.7.5.2.   Fibulamobilisation nach ventral

Der Patient liegt auf der linken Seite, das rechte Knie rechtwinklig angebeugt, den Fuß an der Wade des gestreckten linken Beines eingehängt und das Knie auf der Unterlage abgelegt. Der
Behandler steht hinter dem Patienten, fixiert den Fuß in dieser
innenrotierten Stellung mit der rechten Hand und nimmt mit der
linken Handwurzel an der Dorsalseite des Fibulaköpfchens Kontakt. Die Fibula wird nach ventral in Vorspannung gebracht und
repetitiv mobilisiert oder als Manipulation gestoßen (Abb. 91).
Eine vorausgehende geringe Außenrotationsspannung (Fixation am Fuß) für 10–20 s lindert durch Bizepsrelaxation den
Fibulaschmerz und ist daher eine vorteilhafte Vorbereitung.

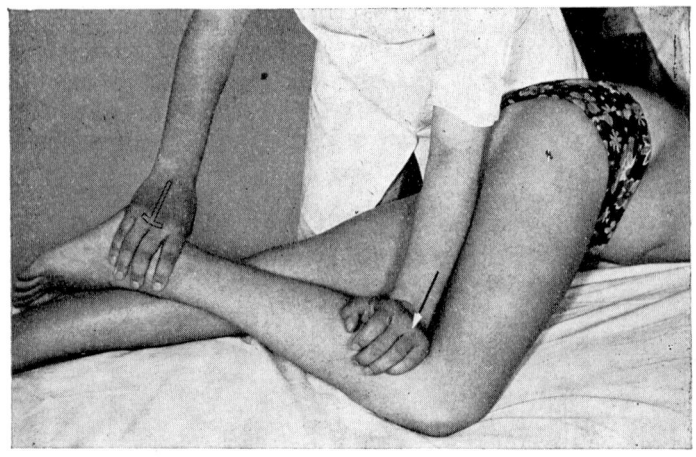

Abb. 91 Ventralschub am Fibulaköpfchen bei innenrotiert gebeugtem
Unterschenkel (5.7.5.2.).

5.7.5.3. Fibulamobilisation nach dorsal

Der Patient liegt auf der linken Seite, beide Beine gebeugt, der
rechte Vorfuß auf der linken Ferse abgestützt. Der Unterschenkel ist dadurch außenrotiert. Der Behandler steht vor dem Patienten und fixiert den rechten Fuß in dieser Stellung mit der
linken Hand. Die rechte Hand nimmt mit der Handwurzel von
vorn am Fibulaköpfchen Kontakt. Nach Vorspannungsdruck nach
dorsomedial wird in dieser Richtung repetitiv mobilisiert oder
ein Manipulationsstoß ausgeführt (Abb. 92).

5.7.6. Malleolus der Fibula

Störungen der Fibulaverbindung können sich manchmal auch
in einem härteren Federn (Seitenvergleich) des distalen Fibula-
endes gegenüber der Tibia äußern. Es gilt, bei Schmerzen im
Unterschenkel und in der Ferse an diese Möglichkeit zu denken.
Der Patient liegt mit gestreckten Beinen auf dem Rücken. Die
Ferse sollte frei überhängen. Die rechte Hand fixiert unter dem
tibialen Malleolus das Unterschenkelende. Die linke Hand legt

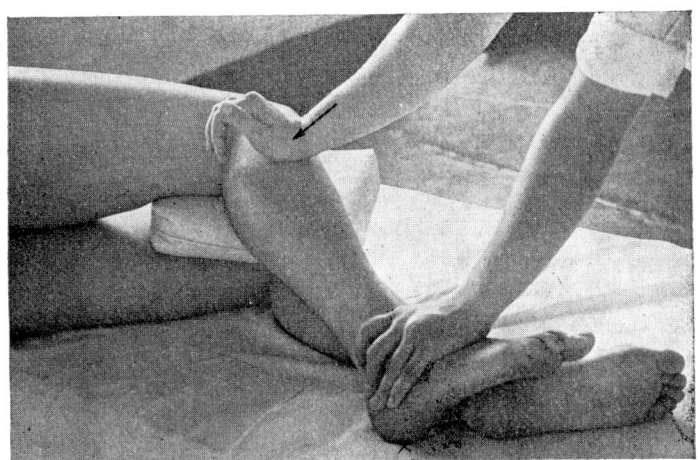

Abb. 92 Dorsalschub am Fibuläköpfchen bei außenrotiert gebeugtem Unterschenkel (5.7.5.3.).

sich weich mit dem Daumenballen von vorn auf das Fibulaende und führt einen weichen Druck gegen den Außenknöchel in dorsaler Richtung aus (Abb. 93). Dabei ist ein kleines weiches Federn ohne Verschiebung zu spüren, im Falle der Störung aber

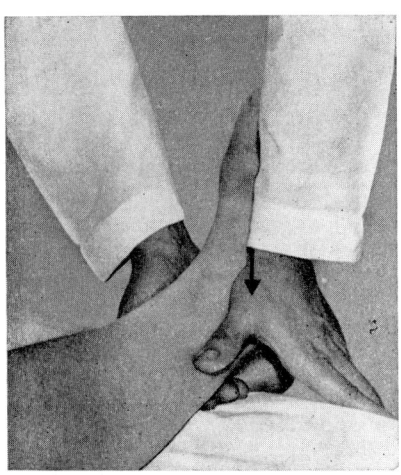

Abb. 93 Mobilisation des fibularen Malleolus (5.7.6.).

ein harter unnachgiebiger Widerstand (Seitenvergleich). Die Mobilisation erfolgt repetitiv und erst nach Behandlung des Sprunggelenks und Fibulaköpfchens.

5.8. Hüftgelenk

Extension/Flexion		15°/0°/120°–140°
Abduktion/Adduktion	(0°-Streckung)	30°–50°/0°/ 30°– 40°
Abduktion/Adduktion	(90°-Beugung)	40°–60°/0°/ 20°– 30°
Außenrotation/Innenrotation (90°-Beugung)		40°–50°/0°/ 30°– 40°
Summe von Innenrotation plus Außenrotation einer Seite (s. Text)		60°– 90°–120°

Vorbemerkungen

Das Hüftgelenk ist in vieler Beziehung das Gegenstück zum Schultergelenk. Die Pfanne ist tief und umschließt den Oberschenkelkopf über eine große Fläche wie den Kern einer Haselnuß. So kann der Oberschenkelkopf in der Pfanne um sämtliche möglichen Raumachsen rotieren. Die Drehung des Kopfes um eine quere, durch beide Gelenke verlaufende Achse, führt am Bein zu den Flexions-Extensions-Bewegungen. Die Drehung um eine im Oberschenkelkopf (nicht Becken) anteroposteriore Achse bedeutet Adduktion und Abduktion des Oberschenkels, und um die durch das Gelenk geführte Längsachse des Oberschenkels entstehen die Drehbewegungen.

Inspektion, aktive Untersuchung

Die *Inspektion* zeigt nur bei fortgeschrittener *pathomorphologischer Hüfterkrankung* mit einer Extensionseinschränkung, die die Nullstellung nicht mehr erlaubt, beim aufrechten Stand eine verstärkte Hüftbeugestellung. Der Patient klagt über ein „Kürzerwerden des Beines". Das Bein ist in Hüfte und Knie gebeugt und erreicht deshalb den Boden nur mit der Fußspitze. Das Gesäß dieser Seite wird nach hinten geschoben, das Becken also zu dieser Seite gedreht. Es ist dann immer stärker gekippt und damit die Lendenwirbelsäule verstärkt lordosiert.
Eingeschränkte Schrittlänge, eingeschränkte Abduktion, Beckenschiefstellung im Grätschstand und eingeschränkte Seitneigung

der ungestörten Lendenwirbelsäule durch Beckenkammschmerz sind Anzeichen einer ausgeprägten pathomorphologischen Hüftstörung. Reine *Hüftfunktionsstörungen* haben einen unauffälligen Stand.

Passive Untersuchung der Beweglichkeit

Das größte Problem der messenden Untersuchung der Hüftgelenksbewegungen ist einerseits die mangelhafte Definierbarkeit der Beckenkippung und der Lendenlordose sowie andererseits die mangelhafte Fixierbarkeit des Beckens in der Sagittalebene. Damit ist auch eine interindividuelle Neutralstellung des Beckens nicht reproduzierbar. Da der Bewegungsausschlag aller anderen Bewegungen vom Grad der Flexion bzw. Extension abhängt, muß man sich dieser Unsicherheit bei allen Messungen bewußt bleiben.

Die *Flexion/Extension* wird am besten in Rückenlage in zwei aufeinanderfolgenden Messungen untersucht. *Ausgangsstellung:* Rückenlage mit gestreckten Beinen, die Knie auf der Unterlage. Wenn das nicht möglich ist, muß der Flexionswinkel als Ausgangsstellung notiert werden. Bei Untersuchung der rechten Hüfte liegt die linke Hand dorsal am Beckenkamm unter dem Patienten. Dann wird das Bein mit der rechten Hand rein passiv am Knie gehoben. Den Beugungswinkel schätzt man, sobald die linke Hand eine Mitbewegung des Beckens tastet (Abb. 94a). Für die zweite Untersuchung wird anschließend die linke Hand unter den Oberschenkel gelegt und das nicht untersuchte Bein soweit gebeugt, daß das zu untersuchende sich gerade mit dem Knie von der Unterlage lösen will (Extensionsendstellung, Abb. 94 b). In dieser Stellung ist beim normal Beweglichen die Beckenkippung gerade aufgehoben, die Lendenwirbelsäule liegt flach auf der Unterlage. Bei eingeschränkter Extension ist die Lendenwirbelsäule noch lordosiert und bei Hypermobilität bereits kyphosiert.

Diese Stellung wird nun vom Patienten mit dem gleichnamigen Arm am Knie festgehalten (Abb. 94 c, stumpfer Pfeil). Dann hebt der Untersucher in gleicher Form wie vorher unter Beckenpalpation erneut das geprüfte Bein in die Flexionsendstellung (unmittelbar vor der Beckenmitbewegung, s. Abb. 94 c). Der jetzt gemessene Bewegungsausschlag ist um den Winkelbetrag der Hyperextension größer als der zuerst gemessene Winkel. Die Differenz wird als Extensionswinkel notiert. Wenn schon vor der

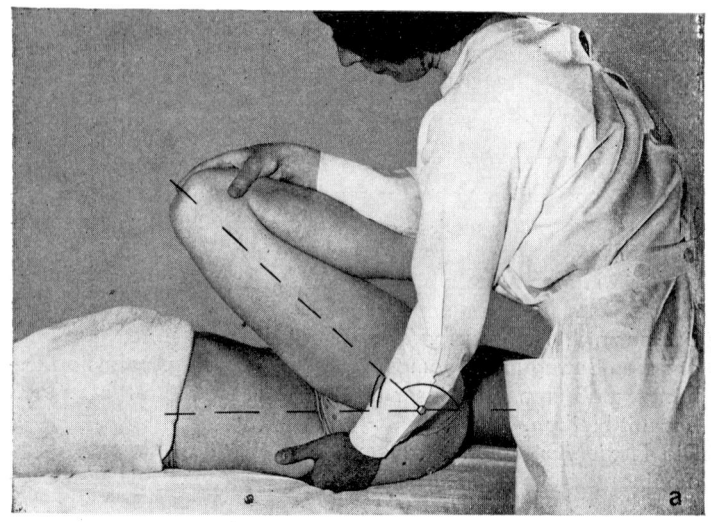

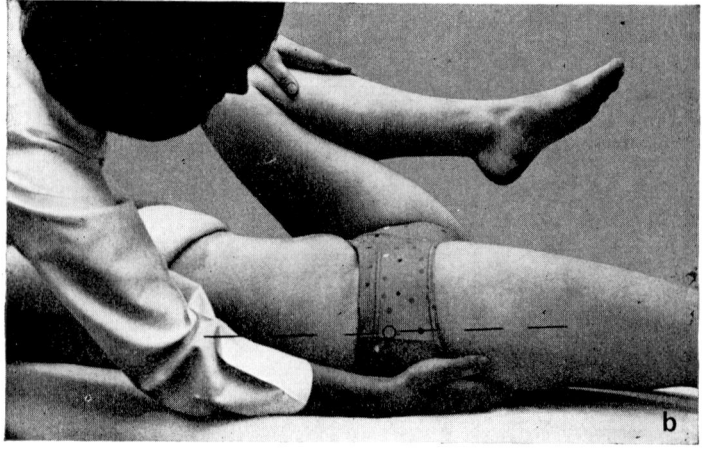

Abb. 94 a und b.

Untersuchung das Kniegelenk nicht auf der Unterlage lag, ent-
fällt die zweite Messung. Dann wird zur Bestimmung des Exten-
sions*defizits* (nicht mit Endstellungswinkel identisch!) das nicht

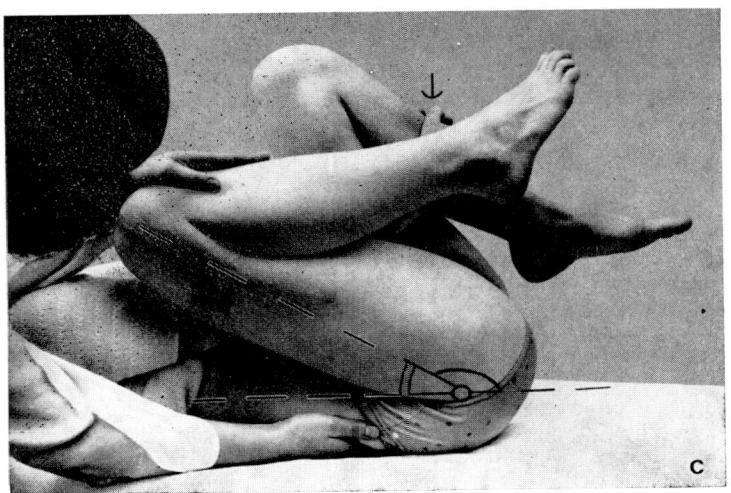

Abb. 94 Messung des Bewegungsausschlages von Flexion und Hyperextension im Hüftgelenk (rechts).

a) Untersuchung des Beugungswinkels (c) von der Nullstellung in Rückenlage ausgehend bis vor Beginn der Beckenmitbewegung. Anschließend wird das nicht untersuchte linke Bein (b) soweit angebeugt, bis das geprüfte rechte Bein sich von der Unterlage abheben will. Unter Fixierung des (linken) Beines in dieser Stellung durch den Patienten selbst (c) wird das rechte Bein (jetzt aus der Hyperextensionsendstellung) erneut passiv gebeugt, bis das Becken mitgehen will. Die Winkeldifferenz zwischen a und c entspricht der Hyperextension des rechten Hüftgelenkes (5.8.).
Die Stellung des Untersuchers wurde aus Gründen der fotografischen Darstellung etwas verändert.

untersuchte Bein bis zum Ausgleich der Lendenlordose (Aufliegen auf der Unterlage) gebeugt. In dieser Stellung ist die Beugestellung des untersuchten Beines zu messen.
Adduktion und *Abduktion* sind abhängig vom Grad der Streckung im Hüftgelenk. In Endstellung der Streckung ist keine nennenswerte Adduktion oder Abduktion mehr erkennbar. Diagnostische Bedeutung hat die Adduktionsuntersuchung aus rechtwinklig gebeugter Hüftstellung (Nullstellung II). Sie ist bei Funktionsstörung des Iliosakralgelenks meßbar eingeschränkt (Lewit 1983) und zeigt einen vergrößerten Endwiderstand. Das gilt auch für jede andere Spannungsvermehrung der tiefen (kleinen) Gesäßmuskeln. Oft wird dabei von „Periarthritis coxae" gesprochen.

Die diagnostisch wichtigeren *Rotationsbewegungen* werden am besten bei rechtwinklig gebeugtem Hüft- und Kniegelenk vorgenommen, weil dem Gelenk die volle Streckstellung eher verloren geht als die rechtwinklige Beugung und weil der Unterschenkel auf diese Weise ein genaues Winkelschätzen gegenüber dem Bankrand erlaubt. Üblicherweise ist die Außenrotation größer als die Innenrotation (Abb. 95). Beide Bewegungsausschläge schwanken normalerweise in weiten Grenzen. Oft ist eine besonders große Innenrotation mit einer kleineren Außenrotation verbunden. Normale Hüftgelenke zeigen aber immer symmetrische Bewegungsausschläge. Zur Messung muß die Beinendstellung unmittelbar vor der Mitbewegung des Beckens benutzt werden.

Wegen der möglichen Vergrößerung einer Rotationsrichtung auf Kosten der Gegenrichtung (vermutlich auf dem Gelenkbau beruhend) sollte zur Beurteilung einer *Hypermobilität* die Summe

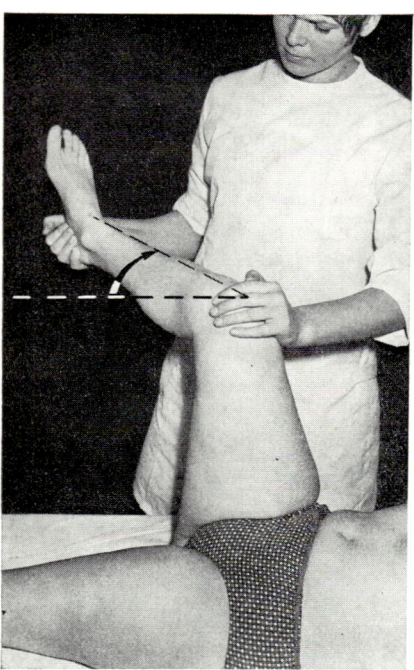

Abb. 95   Untersuchung der Innenrotation des Hüftgelenks bei rechtwinklig gebeugtem Knie- und Hüftgelenk. Wenn der Patient gerade liegt, kann der Winkel gut im Vergleich zum Bankrand geschätzt werden (5.8.).

beider Rotationsrichtungen herangezogen werden. Oberhalb
90° Bewegungsausschlag für diese Summe liegt schon eine über-
durchschnittliche Beweglichkeit vor, Werte um 160° kommen vor.
Andererseits gibt es normale Hüftgelenke bei „steifen Typen",
bei denen diese Summe symmetrisch nur 60° und weniger be-
trägt.
Bei *Störungen der Gelenkfunktion* ist immer zuerst die Innenrotation betroffen (Kapselmuster), anfangs nur als härteres Endfedern oder endgradiger Schmerz. Dann kommt die Einschränkung der Hyperextension, Abduktion und Flexion dazu. Dadurch
wird völlige Streckung bei fortgeschritteneren Gelenkerkrankungen unmöglich, das Gelenk weicht auch im Stehen in die Beugung und Außenrotation aus.
Einschränkungen der *Außenrotation* sind vieldeutig. Als all-
einige Störung haben sie nur selten mit dem Hüftgelenk zu tun.
Häufiger bestehen Muskelverspannungen (M. tensor fasciae
latae) oder eine Störung der Lendenwirbelsäule, einschließlich
radikulärer Kompressionssyndrome.

Reflektorische und Schmerzzeichen

Noch bevor eine meßbare Bewegungseinschränkung vorhanden
ist, weisen reflektorische und Schmerzphänomene auf das Gelenk hin. Wenn das in Knie und Hüfte gebeugte Bein mit dem
Fuß an der Innenseite des anderen Kniegelenks abgestützt und
dann nach außen hin in die Abduktion und Außenrotation geführt wird (Patricksches Zeichen, Abb. 96), zeigt sich normale
Beweglichkeit an dem weichen Endfedern und dem fehlenden
oder geringfügigen Abstand des Knies von der Unterlage. Eine
eingeschränkte Abduktion mit fehlendem Endfedern und sichtbar vorspringenden Adduktorenmuskeln weist entweder auf eine
Iliosakralgelenk-Blockierung (Kubis 1968) oder Hüftgelenkstörung hin. Am Azetabulum liegt der zuverlässigste *Schmerzpunkt*,
ein zweiter an der vorderen Innenfläche der Tibiakonsole (Pes
anserinus). Die Schmerzhaftigkeit des Endfederns in der Innenrotation geht meßbarer Einschränkung oft lange voraus. Inkon-
stante Zeichen sind Druckschmerzpunkte am Beckenkamm, am
Trochanter major (M. tensor fasciae latae) und minor, an der
Spina iliaca posterior superior. Der Schmerz strahlt aus der Leistenbeuge zur Innenseite des Kniegelenks. Er kann auch im
Kreuz und in der Trochantergegend empfunden werden. Er wird

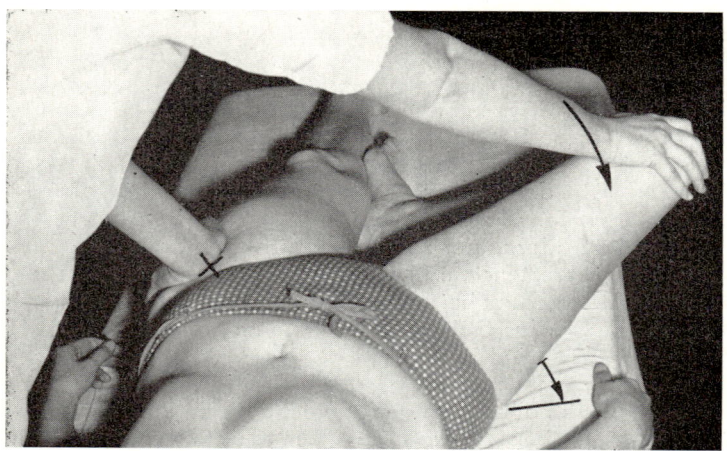

Abb. 96   Das Patricksche Zeichen („Hyperabduktionsphänomen").

Das gebeugte Bein läßt sich nicht nach außen auf die Unterlage legen, die Abduk-
torenmuskeln springen angespannt vor. Der Abstand, der zwischen Oberschenkel und
Unterlage frei bleibt, läßt sich im Seitenvergleich bewerten.

durch längeres Gehen und Stehen sowie durch Liegen auf der
kranken Seite provoziert.

Untersuchung des Gelenkspiels

Weil die Funktionsbewegungen, wie gesagt, immer Drehungen
des Kopfes in der Pfanne entsprechen, haben sie am Hüftgelenk
keine ihrer Richtung zugeordneten Gelenkspielbewegungen, wie
das in anderen Gelenken der Fall ist. Die einzige Gelenkspielrichtung der Hüfte ist die Distraktion der Gelenkflächen. Der
Hüftkopf kann aus zwei Zugrichtungen in der Pfanne gelüpft
werden. Gelenkmechanisch ist die Zugrichtung in der Achse des
Schenkelhalses die günstigste (s. 5.8.1.). Sie eignet sich zur Diagnostik und Mobilisation. Der Zug in der Längsachse des Beins
ist technisch einfach und wirksam (s. 5.8.2.). Er gelingt aber in
manchen Fällen — dann wahrscheinlich aus Gründen der Ge-
lenkkonstruktion — nicht und stößt manchmal auf Kontraindikationen von seiten des Kniegelenks. Deshalb ist der Zug in Schenkelhalsrichtung nach postisometrischer Relaxation die Technik
der Wahl. Eine gute Selbstbehandlungstechnik kennen wir für
die Hüfte nicht.

Untersuchung der Muskulatur

Von großer therapeutischer Bedeutung ist das Verhalten der über das Gelenk hinwegziehenden Muskulatur. Hüftgelenkstörungen führen immer zu einer Veränderung im Gleichgewicht der Muskelgruppen. Am auffälligsten ist die Veränderung im Kräftegleichgewicht zwischen *Abduktoren* und *Adduktoren* (Lewit). Der Glutaeus medius als reiner Abduktor ist regelmäßig abgeschwächt, und die Adduktoren sind verspannt. So stellt sich das Becken schief, wenn der einseitig Hüftkranke mit gespreizten Beinen steht, da er auf der kranken Seite nicht mehr so gut abduzieren kann. Darüber hinaus befinden sich die *Hüftbeuger*, vor allem der Psoas (im Mittelbauch beiderseits tastbar) häufig im Hartspann. Dadurch wird der thorakolumbale Übergang sekundär gestört und das Hüftgelenk in eine Flexionsstellung gezwungen. Der Hartspann des M. tensor fasciae latae läßt sich in Bauchlage (Extension) unter passiver Adduktion des Oberschenkels palpieren (Abb. 97). Er kommt dabei vorzeitig in Spannung. An seinem Dorsalrand, am Übergang in die Faszie in

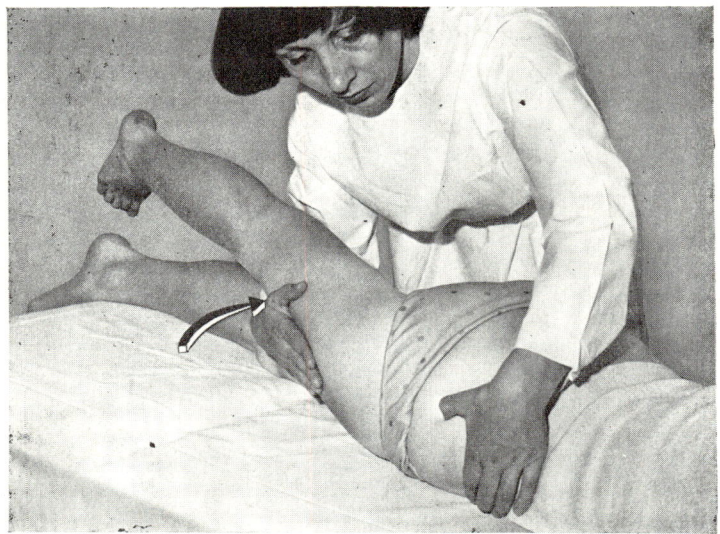

Abb. 97   Untersuchung des M. tensor fascise latae auf Verspannung und Schmerzhaftigkeit (Daumenspitze am Dorsalrand).

Höhe des Trochanter, besteht ein Schmerzmaximalpunkt. Verkürzungen des Muskels sind an einer Abduktionsstellung des Oberschenkels in der Extensionsendstellung (wie Abb. 98) ablesbar. Die Verkürzung des M. iliopsoas läßt sich nach Janda (1969, 1972) am besten mit dem Mennellschen Test in Rückenlage prüfen (Abb. 98): Der Patient zieht ein Knie so weit in die Beugung, bis die Lordose der Lendenwirbelsäule ausgeglichen ist. Der frei hängende Oberschenkel befindet sich dann normalerweise in der Horizontalen oder darunter, der Unterschenkel hängt senkrecht, das Bein ist nicht abduziert.

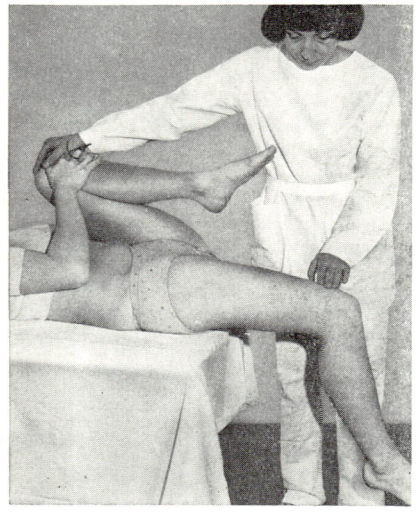

Abb. 98   Untersuchung
des M. iliopsoas auf
Verkürzung nach Janda.

Bei Iliopsoasverkürzung hängt der Oberschenkel schräg aufwärts und läßt sich nicht nach dorsal drücken. Zwischen den Muskelfunktionsstörungen (verkürzte Hüftbeuger und Adduktoren, abgeschwächter Glutaeus medius) einerseits und der Hüftfunktionsstörung andererseits scheint ein Teufelskreis zu bestehen, in dem sich Gelenk- und Muskelstörungen gegenseitig verschlechtern.

Therapeutisches Vorgehen

Den verschiedenen sich gegenseitig beeinflussenden Faktoren muß die Therapie Rechnung tragen. Nach Prüfung und Behandlung des Hüftgelenks selbst, des Iliosakralgelenks und der Wirbelsäule (L 3–4!) wird die Gelenkfunktion von Fuß und Knie sowie die Gesamtstatik (auch Kopfgelenke) untersucht und behandelt.

Nach der Schmerzbefreiung des Gelenks muß abschließend immer die Muskulatur sorgfältig geprüft und behandelt werden, damit nicht hier die Wurzeln eines Rezidivs bestehen bleiben. Um es zu betonen: das Gesagte gilt für die schmerzhaften Funktionsstörungen des Gelenks, für die Koxalgie. Wie bei den anderen Gelenken, hier aber noch akzentuierter, ist es für das Vorgehen bei Hüftgelenkstörungen und für die Prognose von großer Bedeutung, ob die Funktionsstörung als reine Beeinträchtigung der Gelenkmechanik keine morphologischen Auffälligkeiten erkennen läßt (funktionelle Koxalgie, Lewit 1974), oder ob im gegensätzlichen Extremfall die Funktionseinschränkung allein auf einer Verformung des Gelenks beruht, die keine normale Beweglichkeit mehr erlaubt. Die zentrale Gelenkspaltverschmälerung, die Verformung des Gelenkkopfes (z. B. durch nekrotisierende Vorgänge) und die tiefe Pfanne bis zur Protrusio acetabuli sind die für die Therapie der Funktionsstörungen ungünstigsten morphologischen Befunde. Dagegen sind beispielsweise Pfannendachwulstungen ohne Bedeutung für die Wiederherstellbarkeit der Gelenkfunktion. Während wir von der funktionellen Koxalgie eine völlige Beschwerdefreiheit und Funktionswiederherstellung durch die Manuelle Therapie erwarten können, lohnt sich zwar auch bei schweren Koxarthrosen oft der Versuch einer Funktionsbesserung (Weber 1974), das Gewicht der konservativen Therapie verlagert sich aber mehr auf die Nachbargelenke. Vor allem Iliosakralgelenkblockierungen lassen sich fast mit Regelmäßigkeit dabei finden. Ihre Lösung bringt meistens Erleichterung (Kubis mdl. Mitt., Thalheim 1975, 1979). Das gilt auch nach Endoprothesenoperationen.

Wegen der stets lebhaften reflektorisch-algetischen Krankheitszeichen kommt den physiotherapeutischen Verfahren bei den organisch unterlegten Hüftstörungen eine besondere Aufgabe zu.

Für die Selbstübungen gilt das Prinzip der Bewegung ohne Belastung (Radfahren, Schwimmen im warmen Wasser) zusammen mit gezielten, auf den Muskelbefund abgestimmten Einzelübungen.

5.8.1.   Distraktionszug in Schenkelhalsrichtung

Er kann in Rückenlage zu diagnostischen und therapeutischen Zwecken angewendet werden.

Der Patient liegt auf dem Rücken am rechten Bankrand und hat das rechte Bein gebeugt aufgestellt. Der Behandler sitzt seitlich zum Patienten etwas niedriger neben der Bank. Der Patient lehnt sein Knie nach außen gegen die Schulter des Behandlers. Dieser greift mit der rechten Hand unter dem Bein durch und legt den Unterarm in die Leistenbeuge oder faltet die Hände dort. Die Zugspannung kann nun nicht genau in der Richtung des Schenkelhalses liegen, weil dann der Patient von der Bank gezogen würde. Sie muß außer nach laterokaudal auch noch nach dorsal (auf die Unterlage) drücken, um das Becken zu fixieren (Abb. 99). Zunächst macht deshalb das Becken eine Folgebewegung, die sich bei richtiger Zugrichtung schnell erschöpft. Dann ist die Vorspannung erreicht, von der aus der Zug wiederholt werden kann, um die Beweglichkeit zu untersuchen oder zu mobilisieren. Nach Mobilisationsvorbereitung läßt sich aus guter Vorspannung heraus ein Manipulationszug versuchen.

Die Zugbewegungen kommen aus dem Körper, auch die Schul-

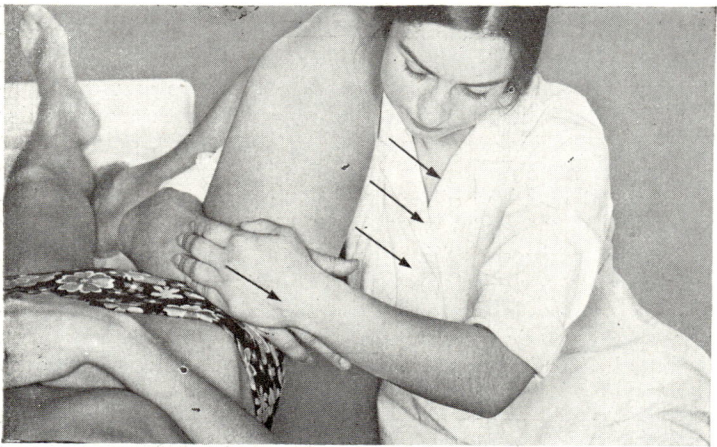

Abb. 99   Distraktionszug am Hüftgelenk in Richtung des Schenkelhalses (5.8.1.). Der Oberschenkel wird auf oder gegen die Schulter gelehnt und mit der Hüfte zusammen zur Seite gezogen.

ter geht mit, so daß kein Gegendruck am Knie entsteht. Die Traktion erleichtert sich erheblich, wenn vorher eine Muskelrelaxation ausgeführt wird: Aus der Traktionsvorspannung soll der Patient sein Bein mit minimaler Kraft „einziehen". Dabei spannt sich die Muskulatur rund um das Gelenk tastbar an. Der Patient muß immer wieder zur Kraftlosigkeit der Anspannung korrigiert werden. Nach 10 s wird er zum Nachlassen aufgefordert. Deren Erfolg spüren wir am Nachgeben des Gelenks auf unseren gleichbleibenden Traktionszug.

Diese Traktionsrichtung läßt sich auch mit zwei *Gurten* mobilisieren. Ein Gurt liegt um das Becken herum mit einem Polster seitlich auf der rechten Beckenschaufel. Er ist links an der Bank befestigt. Der andere Gurt liegt um den rechten Oberschenkel herum mit einem Polster an der Innenseite des Hüftgelenks auf den Adduktoren und von hier horizontal um den Körper des Behandlers. Die Beugestellung des Gelenks ist individuell wählbar. Der Zug erfolgt zart dosiert mit dem Körper, während die rechte Hand das Knie führt und die linke das Becken und die Hüftgegend kontrolliert. Auch dabei kann die postisometrische Relaxation vorgeschaltet werden. Besonderer Vorteil der Gurt-

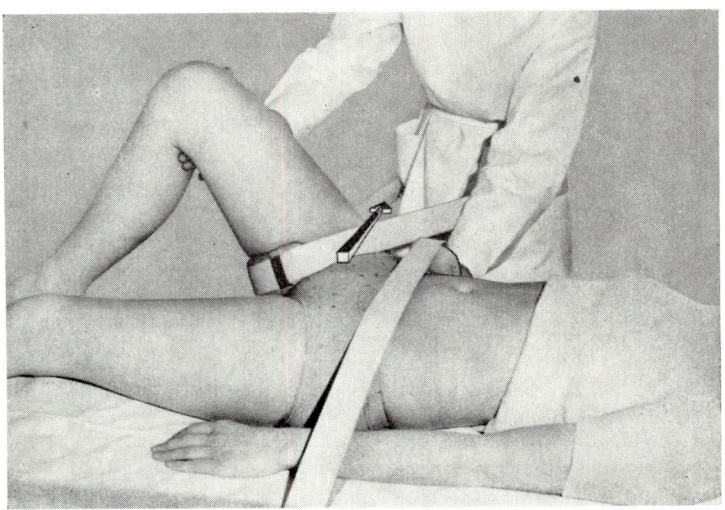

Abb. 100   Distraktion des Hüftgelenkes in Richtung des Schenkelhalses (5.8.1.) unter Verwendung von 2 gepolsterten Gurten.

traktion ist aber die Möglichkeit eines gleichmäßig sanften Dauerzuges ohne Ermüdung des Behandlers (Abb. 100).

5.8.2. Längsachsentraktion der Hüfte

Die sehr wirksame Längsachsentraktion läßt sich nicht in jedem Fall durchführen. Die postisometrische Relaxationsmobilisation ist ihr meistens überlegen. Aber die Möglichkeit einer Manipulation in dieser Richtung bietet vereinzelt Vorteile.

Die Längsachsentraktion wird am besten mit zwei Gurten durchgeführt. Der Patient legt sich rücklings auf einen vom oberen Bankende her der Länge nach auf der Bank liegenden (etwa 3 m langen, verstellbaren) Gurt, der zwischen den Beinen gepolstert ist. Der Gurt wird dann am oberen Bankende so angeschnallt, daß er über die behandlungsseitige Schulter verläuft und fest gespannt ist, wenn der Patient mit den Füßen etwas über das untere Bankende hinausragt. Der Behandler steht am Fußende und wickelt einen zweiten (2 m langen) Gurt um die Knöchel des Patienten und dann um den eigenen Körper. Er muß ohne Mühe mit leicht gebeugten Armen über dem straff gespannten Gurt die Knöchelgegend fassen können. Es ist vorteilhaft, wenn sich die Gurtbänder unter der Fußsohle kreuzen. Der Behandler stützt dann ein Bein am unteren Bankende ab (wichtig als Gegendruck!) und lehnt sich in den Gurt zurück (Abb. 101). So entsteht ein Zug am Bein gegenüber dem durch den ersten Gurt fixierten Becken. Nun muß der Behandler diejenige Beinstellung ermitteln, in der das Hüftgelenk entspannt ist. Sie liegt in leichter Beugung, Abduktion und Außenrotation. Unter schwachem, rhythmischem Zug am Bein, der vom Körper (Gurt) ausgeht, wird die Stellung des Beins in diesem Bereich so lange verändert, bis das Nachgeben des Gelenks fühlbar wird. Voraussetzung ist, daß man sich vorher von der muskulären Entspannung des Oberschenkels (Patellaspiel) überzeugt hat. In der am besten geeigneten Beinhaltung verstärkt man mit dem Körper den Zug am Bein und wartet wieder auf die Entspannung des Patienten. Erst in diesem Augenblick wird aus der vollen Vorspannung heraus — und nun mit den Armen — das Bein in der Längsrichtung gezogen. Dabei ist oft ein schnappendes Gelenkgeräusch im Augenblick der Distraktion der Gelenkflächen (Abb. 102) zu hören. Nach Möglichkeit sollte der Zug dann nicht abrupt aufhören, sondern das Bein langsam wieder aus der Spannung entlassen werden. Bei stärker schmerzhaften Hüftgelenken entsteht unter dieser Manipulation manchmal ein Schmerz, der meist auf einem zu plötzlichen Loslassen des Beins beruht und sich bei langsamem Nachlassen des Zuges vermeiden läßt.

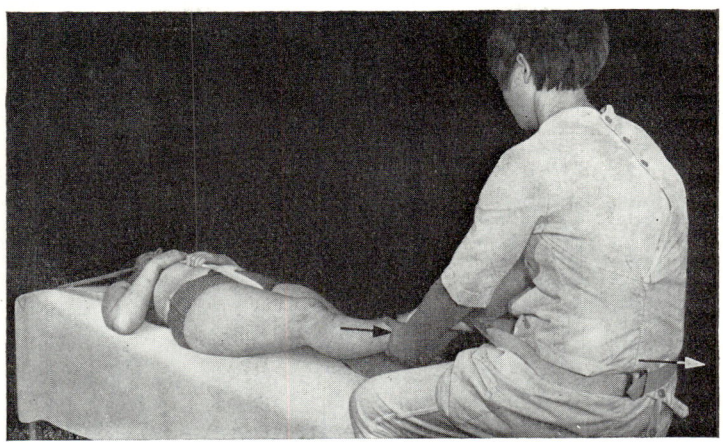

Abb. 101   Traktion des Hüftgelenkes in der Längsachse des Beines mit 2 Gurten (5.8.2.).

Die Schwierigkeiten dieser Manipulationstechnik liegen im Auffinden der richtigen Gelenkstellung und im Erkennen des richtigen Augenblicks für den Traktionszug, d. h., im Abwarten der Entspannung. Dabei ist der Ungeübte geneigt, das Bein zu schütteln, was stets zu unerwünschter Spannung führt. Eine wichtige *Kontraindikation* ist die Lockerung des Kniegelenks. Wenn das Knie schon bei leichtem Zug aufklafft und sogar schmerzt, muß auf diese Technik verzichtet werden. Druckschmerz in der Knöchelgegend läßt sich durch Unterpolsterung vermeiden.
Obwohl es sich hier um eine typische Manipulationstechnik handelt, ermöglicht sie auch diagnostische Aussagen und eine weiche Mobilisation je nach Erfordernis. Zur Diagnostik wird lediglich die am besten relaxierte Gelenkstellung gesucht und die Distrahierbarkeit des Gelenks durch weichen Zug mit dem Körper geprüft (die Arme halten den Fuß nur ganz locker). Beim normalen und vor allem beim hypermobilen Gelenk wird allein dadurch die Distraktion sichtbar und fühlbar. Diese Möglichkeit

ist vor allem bei Koxarthrosen wichtig. Hier kann es selbst bei fortgeschrittenen Fällen mit grober Einschränkung der Funktionsbewegungen und entsprechenden Änderungen der Neutralhaltung vorkommen, daß im verbliebenen Bewegungsbereich eine Lockerung des Gelenkspiels besteht. Die Bewegungseinschränkungen sind dann allein durch den morphologischen Gelenkumbau und nicht durch funktionelle Störungen der Gleitvorgänge zu erklären. Die Gelenkmanipulation bringt hier keine Erleichterung. Hier ist die konservative Behandlung auf die übrigen Faktoren (Nachbargelenke, reflektorische Phänomene, Statik) angewiesen.

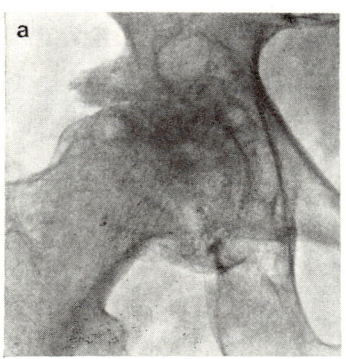 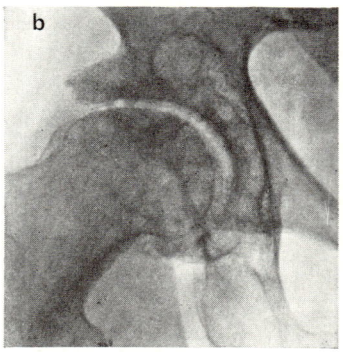

Abb. 102   Koxarthrose, Röntgenbild des Hüftgelenkes vor (a) und während (b) manueller Hüfttraktion (s. Abb. 101) mit deutlicher Verbreiterung des Gelenkspaltes und Vakuumphänomen während des Zuges.

(Aus Weber, E.: Beiträge Orthop. u. Traumatol. **21** (1974), 351—355. Wir danken dem Autor für die Überlassung der Bildvorlagen.)

6. Indikationen und Kontraindikationen der Manuellen Therapie an den peripheren Gelenken

Wie jede gezielte Therapie hat auch die mobilisierende Gelenk-behandlung (Mobilisation und Manipulation im engeren Sinne) ihre spezifischen Indikationen (s. 6.1.), eine Gruppe von Kontra-indikationen (s. 6.2.) und eine Reihe von Krankheiten, die durch die Gelenkmobilisation weder gebessert noch verschlechtert werden können (s. 6.3.). Hier soll keine Aufzählung von Krank-heiten erfolgen, sondern an Hand von Beispielen das Prinzip der Erkennung von Indikation und Kontraindikation vorgeführt werden.

6.1. Indikation

Die Indikationen lassen sich nicht aus Krankheitsdiagnosen ab-leiten. Die Indikationsstellung gelingt auch nicht mit den her-kömmlichen Untersuchungsverfahren.
Da die manuelle Mobilisationsbehandlung des Gelenks auf die Wiederherstellung des (vorher eingeschränkten) Gelenkspiels und damit auf die Beseitigung der Bewegungsblockierung ab-zielt, ist die *Blockierung des Gelenks die einzige Indikation für die Mobilisationstherapie.* Die Indikationsstellung ist deshalb nur möglich mit Untersuchungsverfahren, die die Hemmung des Gelenkspiels und die Blockierung des Gelenks erfassen können. Die aktive und passive Prüfung der Funktionsbewegung oder das Röntgenbild reichen dazu nicht aus.
Allein die Feststellung einer Blockierung genügt zur Indikations-stellung auch nicht. Es muß ausgeschlossen sein, daß diese Stö-rung der Gelenkfunktion nur ein Symptom einer aktuellen Ge-lenkerkrankung (s. 6.2.) ist. Die Blockierung muß vielmehr die Beschwerden direkt hervorrufen, sie muß *Diagnose* des klini-schen Bildes sein.
Für das Vorgehen im Einzelfall lassen sich Richtlinien aufstellen, zu deren Veranschaulichung eine Einteilung der Befunde am

Gelenk in fünf Beweglichkeitsgraden (nach Stoddard) gut geeignet ist.

Grad 0 = Ankylose, knöcherner Block
Grad 1 = schwere (schmerzhafte) Blockierung
Grad 2 = leichte Blockierung
Grad 3 = normale Beweglichkeit
Grad 4 = Hypermobilität (Lockerung).

Der Grad 0 bezeichnet eine irreversible Aufhebung der Gelenkbeweglichkeit durch knöchernen Block. Dieser Zustand kann durch konservativ mobilisierende Maßnahmen in keiner Richtung verändert werden, er ist nicht Gegenstand der Mobilisationstherapie. Wir möchten dazu auch diejenigen Bewegungseinschränkungen rechnen, die durch eine Veränderung des knöchernen Gelenkaufbaus (z. B. nach Gelenkfraktur) bedingt sind. Der durch vorzeitigen knöchernen Anschlag verlorene Bewegungsraum ist durch keine Mobilisation wiederzugewinnen. Im verbliebenen Bewegungsraum kann das Gelenkspiel und damit die Gelenkfunktion ungestört sein. Anderenfalls gelten für den verbliebenen Bewegungsbereich die Regeln wie für jedes andere Gelenk.

Das schwer blockierte Gelenk (Grad 1) schmerzt, wenn bei der Gelenkspielprüfung die Vorspannung erreicht wird. Die Manipulation im engeren Sinne ist deshalb nicht möglich. Meistens läßt sich aber eine *Mobilisationstechnik* so weich ausführen, daß dabei keine Schmerzen auftreten. Besser ist es aber, in diesen Fällen mit einer weniger stark blockierten Richtung, am besten mit der am wenigsten blockierten Richtung die Mobilisationsbehandlung zu beginnen (Lewit 1973). Dadurch werden die übrigen Bewegungsrichtungen gleichzeitig gebessert, in eine leichtere Blockierung überführt und damit behandelbar (s. auch 6.2.). Physiotherapeutische Anwendungen können wegen ihrer schmerzdämpfenden Wirkung zum gleichen Zweck herangezogen werden. Unter den reflektorischen Zeichen der schweren Blockierung steht immer die muskuläre Verspannung im Vordergrund. Deshalb sind Muskelrelaxationstechniken dabei besonders wertvoll.

Die leichte Blockierung von Grad 2 läßt sich schmerzlos in Vorspannung bringen und kann deshalb ohne Vorbereitung mobilisiert oder manipuliert werden. Das Ziel der Behandlung ist immer die Erreichung der normalen Beweglichkeit (Grad 3).

Das normal bewegliche Gelenk ist keine Indikation für die mobilisierende Behandlung. Intensive oder länger währende mobilisierende Maßnahmen (einschließlich entsprechender gymnastischer Übungen) können das vorher normal bewegliche Gelenk sogar in die Hypermobilität (Grad 4) überführen. Da auch dieser Zustand pathogenetische Bedeutung hat, ist jede Schulung der Beweglichkeit ohne Indikation bedenklich. Wenn eine oder alle Bewegungsrichtungen eines Gelenks hypermobil sind, dann bedeuten sie eine absolute Kontraindikation für die Mobilisation. Hypermobile und blockierte Bewegungsrichtungen können am peripheren Gelenk wie an der Wirbelsäule gleichzeitig nebeneinander bestehen. Auch aus diesem Grund ist die gezielte Gelenkspieluntersuchung als unabdingbare Voraussetzung für die Mobilisationstherapie anzusehen. Die blockierte Richtung läßt sich dann in üblicher Weise behandeln, und die andere bleibt unberührt.

Die Blockierung ist neben der Lockerung die typische Funktionsstörung des Gelenks, die aus sehr verschiedenen Ursachen (s. 1.4.) entstehen oder zurückbleiben kann. An den peripheren Gelenken hat die Blockierung als Restzustand nach einer strukturellen Gelenkerkrankung besonders häufig Bedeutung. Dabei erhebt sich die Frage, in welchem *Stadium des Krankheitsablaufs* die Blockierung therapeutisches Interesse fordert. Die Krankheiten und Verletzungen des Gelenks sind als solche keine Indikation für die Manuelle Therapie. Dagegen ist die Ausprägung der verbleibenden strukturellen Gelenkveränderungen für das therapeutische Vorgehen sehr bedeutungsvoll. Je schwerer ein Gelenk in seiner Struktur verändert worden ist und je deutlicher noch Zeichen der Gelenkerkrankung bestehen, um so weicher und vorsichtiger muß eine notwendige Mobilisation erfolgen und umso langsamer kommt die Behandlung voran. Das morphologisch weniger geschädigte Gelenk gestattet dagegen ein schnelleres Vorgehen und ist nicht so rezidivgefährdet.

Als Beispiel soll die primär chronische Polyarthritis (Rheumatoidarthritis) dienen. Der akute Entzündungsschub ruft Gelenkschwellung, Schmerz und Bewegungseinschränkung, Rötung und Erwärmung der Haut hervor. Falls nicht ein Erguß im Gelenk besteht, ist auch das Gelenkspiel bald beeinträchtigt, diese „Blockierung" ist aber nur Symptom der aktuell ablaufenden Erkrankung und in diesem Stadium nicht Gegenstand unseres vordringlichen therapeutischen Interesses.

Mit der abheilenden Entzündung lassen Wärme, Rötung und Schwellung nach. Der Schmerz und die Bewegungsstörung bleiben aber oft erhalten. Die verbliebene Bewegungsstörung ist jetzt meistens kausal für die Beschwerden von Bedeutung. Die Blockierung wurde im Sinne der pathogenetischen Aktualitätsdiagnose (Gutmann) zum klinisch wesentlichen Störfaktor. Damit muß sich die Therapie – die Manuelle Therapie – ihr zuwenden.

Wie generell in der Physiotherapie ist es also auch für die Manuelle Therapie wichtig, in welchem klinischen Zusammenhang die Gelenkstörung steht, welcher Krankheitsphase sie zugeordnet ist, und ob sie aktuell ein vordergründiger Faktor für das Beschwerdebild ist.

6.2.　Kontraindikation

Auch die Kontraindikationen gegen manuelle Mobilisationsverfahren lassen sich nicht gut in Krankheitsdiagnosen ausdrücken, wichtiger sind die nicht behandelbaren Stadien. Das Akutstadium aller Gelenkkrankheiten und progressive Verläufe von Krankheiten sind als Kontraindikationen manueller Mobilisation anzusehen.

Die praktisch wichtigste Möglichkeit, eine Kontraindikation zu erkennen, ist technischer Art. Wenn sich die Gelenkhemmung nicht schmerzlos mobilisieren läßt oder schon die Untersuchung schmerzt, dann ist die Manuelle Therapie kontraindiziert. Eine Grundforderung der Manuellen Therapie ist dehalb die *Schmerzlosigkeit* ihrer Techniken.

Ein Schmerz, der bei der Untersuchung und Behandlung in allen Gelenkspielrichtungen auftritt, zeigt uns als helfender Warner an, daß in dem betreffenden Gelenk aktuell eine der Bewegungsstörung *übergeordnete Schädigung vorhanden ist, die zunächst diagnostisches und therapeutisches Interesse beansprucht.* Und wenn bei einer scheinbar rein funktionellen Gelenkstörung eine Blockierung ersten Grades durch keine Maßnahme dauerhaft schmerzlos wird, muß die Diagnose in Frage gestellt und nach einem organischen Gelenkprozeß gefahndet werden. Aus diesem Grunde dürfen Mobilisationen oder Manipulationen nicht am anästhesierten Gelenk oder gar in Narkose vorgenommen werden.

Auf der anderen Seite zeigt das Nachlassen des Gelenkspiel-
schmerzes im Verlaufe einer Gelenkkrankheit deren Heilung
und dann die Möglichkeit der manuellen Mobilisation an. Bei
den Entzündungen und Traumafolgen ist der Bereich zwischen
eindeutiger Kontraindikation und eindeutiger Indikation fließend. Wenn die Rötung und Wärme der Haut und der Gelenkerguß abgeklungen sind, können Inspektion, Palpation (Gelenk-
kapselschwellungen sind kein Behandlungshindernis) und
passive Bewegungsprüfung für diese Beurteilung nicht mehr
weiterhelfen. Neben der Schmerzfreiheit kann die Reaktions-
beobachtung nach einem Behandlungsversuch (Reaktionsdiagnose) in bezug auf die Beweglichkeit, die subjektiven Beschwerden (vor allem Schmerzerleichterung oder -zunahme) und
mögliche Verstärkung oder erneute Auslösung objektiver Ent-
zündungszeichen (z. B. Schwellung und Erguß) wesentlich zur
Entscheidung über den Zeitpunkt des Beginns der Mobilisationsbehandlung beitragen.

Ähnlich an den Einzelfall angepaßt und mit Hilfe schonender
Technik lassen sich die Gelenkspieltechniken zur Wiederherstellung der Beweglichkeit frisch synovektomierter Gelenke benutzen (Mayer, pers. Mitt., Riede 1975).

Das frische Trauma mit strukturellen Gelenkverletzungen (Hä-
matom, Erguß und gröbere Folgen) ist für die Mobilisation kontraindiziert, im Heilungsstadium wird man sich wieder nach dem
Befund und dem Schmerz (Reaktionsdiagnose) richten. Hier
kann außerdem die primär traumatisch entstandene Gelenklockerung (Bandläsion) als Kontrainduktion Bedeutung haben.
Wenn dagegen nach einem leichten Trauma keine Hinweise auf
eine strukturelle Schädigung erkennbar sind, kein Gelenkspiel-
schmerz auf eine Kontraindikation hinweist, aber eine Blockierung diagnostiziert wird, kann sie direkt manuell behandelt
werden. Diese Möglichkeit ergibt sich häufig bei leichten Sport-
unfällen.

Für die Frakturbehandlung gilt das gleiche. Sobald die konservativ verheilte Fraktur belastbar geworden ist, bestehen gegen
die Mobilisation der durch Ruhigstellung steif gewordenen Gelenke unter Beachtung der genannten Regeln keine Bedenken.
Die Warnung, nach Knochenbrüchen keine passiven Bewegungen durchzuführen, muß so präzisiert werden, daß keine passiven *Funktions*bewegungen durchgeführt werden sollen, weil
diese wie beschrieben (s. 1.3.) den Schmerz auslösen und die

Gefahr einer vegetativ-vasomotorischen Fehlregulation im Sinne
der Sudeckschen Dystrophie in sich bergen. Bei schon ausge-
bildetem Sudeckschen Syndrom wird das betroffene Gebiet im
Akutstadium nicht mobilisiert, die proximalen Gelenke, besonders die Wirbelsäule, können aber zur Behandlung indiziert
sein. Vorsicht mit der Mobilisationsbehandlung sollte man unseres Erachtens wegen mangelnder Erfahrungen bei operativ
versorgten Frakturen walten lassen. Die Hypermobilität (Lockerung) des Einzelgelenks wurde schon als absolute Kontraindikation genannt.

6.3.   Zustände, die durch Manuelle Therapie
nicht beeinflußbar sind

Ein Problem muß noch gesondert besprochen werden, die Arthrose, die sog. degenerativen Gelenkveränderungen. Der röntgenologisch sichtbare Gelenkumbau kann durch Mobilisationen
und Manipulationen weder gebessert noch verschlechtert werden. Die Arthrose ist deshalb nicht Gegenstand der Manuellen
Therapie. Daß zwischen dem Vorhandensein und der Ausprägung arthrotischer Gelenkveränderungen einerseits und dem
Auftreten subjektiver Beschwerden und ihrer Heftigkeit andererseits keine festen Beziehungen bestehen, ist allgemein aner-
kannt. Trotzdem wird dieser morphologische (röntgenologische)
Befund immer wieder in die klinische Diagnose übernommen.
Das wäre belanglos, führte es nicht zu therapeutischer Resigna-
tion. Wenn man sich vor Augen führt, daß erstens bei Störungen
der Gelenkfunktion im Sinne der Blockierung am morphologisch
intakten Gelenk heftige Schmerzen (Arthralgien) auftreten können, daß zweitens schwer arthrotisch veränderte Gelenke nicht
selten klinisch erscheinungsfrei bleiben und Zufallsbefunde dar-
stellen und daß drittens bei morphologisch veränderten Gelenken die Beschwerden mit gleichzeitigen Funktionsstörungen gut
korrelieren, dann muß der Gelenkfunktionsstörung auch beim
verformten Gelenk mehr therapeutische Aufmerksamkeit ge-
widmet werden. Dabei zeigt sich dann, daß die Wiederherstellung der Gelenkfunktion in den meisten Fällen die Beschwerden
günstig beeinflußt, obwohl sich (wie zu erwarten) an der Arthrose
nichts änderte. Arthrose und Arthralgie sollte deshalb begrifflich
sauber getrennt werden (ihre gegenseitigen Kausalbeziehun-

gen sind hier nicht Gegenstand der Diskussion). Die Therapie kann sich nur gegen die Arthralgie richten, deren Ursache zunächst nicht in der Arthrose, sondern in der Gelenkfunktionsstörung zu suchen ist. Die arthrotischen Gelenkveränderungen haben nur soweit Interesse, als sie mit zunehmender Ausprägung eine weichere Behandlungstechnik erfordern, Ursache für Rezidive der Funktionsstörung werden oder manchmal gar nicht mehr mit einer normalen Gelenkfunktion vereinbar sind (z. B. bei Inkongruenz der Gelenkflächen). Für andersartige Strukturveränderungen und Dysplasien des Gelenks gilt das Gesagte entsprechend.

6.4. Manuelle Mobilisation der peripheren Gelenke als krankengymnastisches Arbeitsgebiet

Die Mobilisation der peripheren Gelenke ist ein vorzügliches Arbeitsgebiet der Physiotherapeutin mit Fachschulanerkennung (Krankengymnastin). Masseure und medizinische Laien besitzen nicht die für diese Therapie notwendige Vorbildung. Die Behandlungshäufigkeit (1- bis 3mal wöchentlich) und die Dauer der Einzelbehandlung (je nach Zahl der Gelenke 15–45 min), entsprechen anderen krankengymnastischen Behandlungen. Zudem empfiehlt sich oft die Kombination mit anderen physiotherapeutischen Verfahren. Die zur Mobilisationstherapie geeigneten Kranken wurden auch bisher meistens in krankengymnastische Behandlung übergeben. Allerdings ist bei dieser Spezialbehandlung die Zusammenarbeit mit einem manualtherapeutisch ausgebildeten Arzt Voraussetzung. Dieser untersucht den Patienten und nimmt die erste Behandlung (aus reaktionsdiagnostischen Gründen) selbst vor, ehe er den Patienten mit detaillierter Anweisung an die Krankengymnastik übergibt. Dabei sollte die Häufigkeit der Behandlung pro Woche vermerkt sein. Verordnungen mit der Forderung „10 × Mobilisation" sind wertlos, da diese Behandlung ihr Ziel im Erreichen der bleibend normalen Beweglichkeit sieht, und das ist oft eher der Fall. Die Krankengymnastin soll dann die Behandlung abschließen und den Patienten dem überweisenden Arzt wieder vorstellen, die Weiterführung der Mobilisation wäre für das Gelenk sogar ungünstig.
Eine Vorstellung beim behandelnden Arzt zur Indikationsüber-

prüfung ist unbedingt geboten, wenn sich die Behandlung über-
mäßig lange hinzieht (keine Dauerbehandlung!), wenn der
Verlauf eine unerwartete Wendung nimmt oder eine Verschlech-
terung eintritt. Unseres Erachtens nach sollte die Krankengymnastin keine Gelenkspielmobilisationen vornehmen, die nicht
ausdrücklich ärztlich gefordert und indiziert wurden. Sie sollte
die Behandlung auch nicht von sich aus auf andere Gelenke
ausdehnen. Sie muß aber mit der Behandlungstechnik und der
Befunderhebung soweit vertraut sein, daß sie einerseits in der
jeweiligen Behandlungssitzung — der ja immer eine erneute
Befunderhebung vorausgeht — über die schonendste und am
besten geeignete Technik entscheiden, und sich andererseits
vom Erfolg oder Mißerfolg überzeugen kann. Sie sollte auch
Atypien im Befund und Verlauf erkennen und sich von ihnen
warnen lassen. Zusammenarbeit zwischen Krankengymnastin
und Arzt bedeutet deshalb Informationsfluß in beiden Richtungen.

6.5.   Indikation für Selbstmobilisationsübungen

Langwährende Gelenkerkrankungen benötigen in kurzen Inter-
vallen mobilisierende Bewegungen, die am vorteilhaftesten als
Hausübungen vom Patienten selbst durchgeführt werden. Aus
dieser Erkenntnis wurden von verschiedenen Seiten Haus-
übungsprogramme z. B. für die Rheumatoidarthritis zusammengestellt. Sie benutzen alle aktive *Funktions*bewegungen.
Nach den Erfahrungen mit den Gelenkspieltechniken an den
Extremitätengelenken und mit den Selbstmobilisationsübungen
der Wirbelsäule (Kaltenborn) hat Rohde (1974, 1975) ein System
von Hausübungen mit Gelenkspieltechniken für alle Gelenke
zusammengestellt. Sie bieten für den Patienten beim Erlernen
mehr Schwierigkeiten als die Funktionsbewegungen, weil keine
Beziehungen zu bekannten Bewegungen hergestellt werden
können und weil die Bewegungen dabei sehr präzise ausgeführt werden müssen. Gürtel, Polster, Tischkante, Stuhllehne und
andere Hilfsmittel werden zur Fixation benutzt. Die Mobilisation
wird meistens mit der jeweils geeigneten Bewegung durchgeführt, die sich aus der Behandlung ableiten läßt. Wir haben im
technischen Teil darauf hingewiesen.
Diese Selbstbehandlungen sind angezeigt, wenn die Behand-

lungshäufigkeit und die Behandlungsdauer besonders bei ambulanter Betreuung die aktive Mitarbeit des Patienten erfordern und das Krankheitsstadium diese Methoden erlaubt. Das wird in der Akutphase selten der Fall sein, weil der Patient selbst die Dosierung nicht sicher abschätzen kann, selbst wenn er beachtet, daß er keinen Schmerz auslösen darf. Die Selbstmobilisation ist bevorzugt im Rehabilitationsstadium einsetzbar. Die Übungen ermöglichen es dem Patienten dann, von der Behandlungsstelle unabhängig zu werden.

Vorher wird die Mobilisation immer einige Male als fremdtätige Behandlung durchgeführt. Dabei zeigen sich die Reaktionsweise des Gelenks und die erforderliche Dosierung. Bei ausgeprägter Steifigkeit oder größerer Rezidivneigung wird der Patient von den Mobilisations-Hausübungen unterrichtet. Er führt sie unter Aufsicht der Physiotherapeutin aus und wird noch einige Male in der Durchführung kontrolliert, wobei die Beeinflussung der Gelenkbeweglichkeit durch regelmäßige Übungen beobachtet wird. Das erlaubt, Häufigkeit und Intensität der Übungen zu korrigieren. Später müssen in regelmäßigen, dem Einzelfall angepaßten Abständen (2–6 Monate) die Gelenkbeweglichkeit und die Übungsausführung kontrolliert und wenn nötig korrigiert werden. Selbstmobilisationsübungen lassen sich in *befundgleichen* Gruppen (z. B. Schultersteife) erlernen und übend kontrollieren.

6.6.   Zusammenfassung

Indikation zur manuellen Mobilisationsbehandlung ist allein die klinisch diagnostizierte Blockierung der Gelenkfunktion, die aktuell für die Beschwerden verantwortlich ist und nicht nur eine Gelenkkrankheit als Symptom begleitet. Die schwere Blockierung (Grad 1) erfordert ein anderes Vorgehen als die leichte (Grad 2). Weder Indikationen noch Kontraindikationen lassen sich aus den (pathologisch-anatomisch begründeten) Krankheitsdiagnosen herleiten. Kontraindikationen sind vielmehr abhängig vom Verlauf (Progredienz) und Stadium (Akutphase) der Gelenkkrankheit.

Die wichtigste Möglichkeit, eine Kontraindikation zu erkennen, ist die Schmerzhaftigkeit bei Untersuchung und Mobilisation des Gelenkspiels. Um bei abheilender Gelenkerkrankung rechtzei-

tig das Stadium zu erfassen, in dem die Mobilisation möglich
wird, eignet sich außerdem der therapeutische Versuch zur Reak-
tionsdiagnostik. Die Schmerzempfindung darf vor manuellen Behandlungsverfahren nie ausgeschaltet werden.
Die Lockerung einer Bewegung ist stets eine Kontraindikation
gegen jede Mobilisationstherapie.
Morphologische Veränderungen des Gelenks sind durch die
Manuelle Therapie in keiner Richtung beeinflußbar. Deshalb ist
die Arthrose weder Indikation noch Kontraindikation dafür. Entscheidend ist auch hier die Wertigkeit der Funktionsstörung.
Die Manuelle Behandlung der peripheren Gelenke ist ein vorzügliches Arbeitsgebiet der Krankengymnastik. Unabdingbare
Voraussetzung ist aber die Zusammenarbeit mit einem manualtherapeutisch tätigen Arzt, weil die Krankengymnastin die Indikation zur Behandlung nicht zu stellen vermag.
Bei langdauernden Gelenkerkrankungen unterweist der Krankengymnastin den Patienten in Gelenkspiel-Hausübungen
(Rohde) und übernimmt damit bei steigender Aktivität des Patienten mehr kontrollierend-pädagogische Funktion.

7. Gelenk und Muskulatur, reflektorische Vorgänge

Bisher wurde die Mechanik des Gelenks im anatomischen Sinne und ihre klinische Bedeutung betrachtet. Man kann jedoch die Störungen des Gelenks und ihre Folgen, aber auch ihre Entstehung nicht verstehen, wenn man die reflektorischen Vorgänge (Véle 1970) und vor allem die Rolle der Muskulatur in der Pathogenese der klinischen Bilder unbeachtet läßt. In einem kurzen Abriß sollen die Funktionseinheit Gelenk, das Arthron (s. 7.1.), das Gelenk und die reflektorischen Beziehungen zu seinem Segment (s. 7.2.), die primären Störungen der Muskulatur und ihr Einfluß auf das Gelenk (s. 7.3.) sowie die muskulären Maximalpunkte (s. 7.4.) betrachtet werden.

7.1. Arthron

Das anatomische Gelenk ist in der Funktionseinheit des lebenden Gelenks nur der *passiv bewegte* Teil, das Gerüst, die Form gewordene Funktion. Seine Existenz wird erst sinnvoll durch die Tätigkeit der *aktiv bewegenden* Muskulatur, und die wird erst durch den nerval und trophisch *steuernden* Überbau koordiniert funktionsfähig. Die Funktionseinheit des Gelenks mit seinen drei Bereichen, dem passiven, aktiven und steuernden wurde von Gutzeit als Arthron bezeichnet. Dieser Begriff ist von klinischer Bedeutung, weil immer das ganze Arthron betroffen ist, wenn ein Teil erkrankt.

Die reflektorischen Beziehungen zwischen Gelenk und Muskulatur sind bei ernsten Gelenkerkrankungen am auffälligsten. Verletzungen des Kniegelenks führen beispielsweise regelmäßig zu einem Hartspann in der Kniebeugemuskulatur und zu einer Hemmung der Kniestrecker. Diese Hemmung kann anfangs so ausgeprägt sein, daß der M. quadriceps willkürlich nicht mehr aktivierbar ist. Der völlig schlaffe Muskel atrophiert innerhalb von Tagen sicht- und meßbar (ohne neurologische Schädigung).

Erst später wird eine Verspannung des M. rectus femoris erkennbar. In der Folge dieser veränderten Muskelruhespannung
entsteht bei chronischen Erkrankungen die Neigung des Kniegelenks zur Beugestellung bis zur Beugekontraktur.
An jedem Gelenk werden bei Erkrankung oder auch bei der
Funktionsstörung (in geringerer Ausprägung) bestimmte Muskelgruppen in die Abschwächung und andere in den Hartspann
gebracht. Vor allem bei den statisch belasteten Gelenken hat
das dann wieder Rückwirkungen auf das Gelenk selbst. Die
Hüftgelenkstörung (Koxalgie) führt zum Hartspann der Hüftbeuger und Adduktoren und zur Abschwächung der Abduktoren
(Glut. medius). So wird das Gelenk in eine Beugestellung gebracht, deren statische Folgen (horizontal gekipptes Becken,
lumbale Hyperlordose, Promontoriumlot vor der Hüftgelenks-
querachse) nach den Untersuchungen Gutmanns (1970) wieder ein pathogenetischer Faktor für die Hüftfunktionsstörung
bei Koxarthrose sind. Der Teufelskreis hat sich geschlossen.
Gelenknah inserierende Muskeln können bei Hartspann Maximalschmerzpunkte erzeugen, die manchmal nach Gelenkbehandlung weiterbestehen. Auch *statisch-dynamische Muskelinkoor-
dinationen* korrigieren sich nach Behandlung der Gelenkfunktionsstörungen – auch im übrigen Bewegungssystem – nicht von
selbst. Wenn die periphere und zentrale Muskelfunktionsstörung nicht anschließend gezielt behandelt wird und die Verhält-
nisse sich nicht bessern, dann sind hier schon die Ursachen für
das Rezidiv vorhanden.

7.2.   Reflektorische Verbindungen zum Segment

Die Beziehungen des Arthron zum Segment (in der Begriffs-
bestimmung von Hansen u. Schliack) gestalten sich in vielfälti-
ger Art. Die einzelnen Strukturen des Arthrons sind über die
Propriozeption im allgemeinen in verschiedenen Segmenten
repräsentiert. Alle aus einem Segment stammenden Afferenzen
laufen in der gleichnamigen Hinterwurzel zusammen (Abb. 103)
und werden über die Schaltzellen des Hinterhorns (interneuron
pool) an die vegetative und motorische Efferenz zu Reflexbögen
vermittelt. Diese Efferenzen haben einen gewissen Grundtonus,
der sich ändert, wenn aus dem Segment (vor allem aus innerem
Organ und Gelenk) pathologische (nozizeptive) Afferenzen zu-

fließen. Die nervös gesteuerten Strukturen des Segments kommen in einen Zustand der erhöhten Spannung und Erregbarkeit (Bahnung, Fazilitation). Klinischer Ausdruck der Fazilitation des Segments ist das *pseudoradikuläre Syndrom* (Brügger) mit den klinischen Zeichen: Hartspann der Muskulatur (Myotendinose), Hyperalgesie im Dermatom (segmentale Schmerzprojektion bzw. Ausstrahlung), vegetativ-vasomotorische Störungen (lokale Änderung von Hauttemperatur, Dermographismus, Piloarrektorenreflexe, Bindegewebsspannung, Unterhautquellung).

Diese Reflexmechanismen spielen als Folge (und Ursache) von Gelenkstörungen vor allem an der Wirbelsäule eine Rolle. Sie sind aber auch an der Entstehung der klinischen Bilder peripherer Gelenkstörungen beteiligt (Kibler 1958). Diagnostisch haben

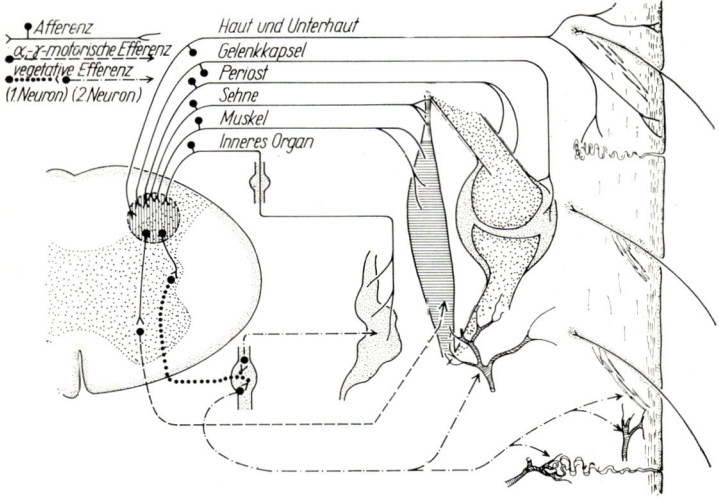

Abb. 103 Schematische Darstellung der möglichen Afferenzen eines Segmentes aus dem inneren Organ (Interzeption), aus Muskel, Sehne und Gelenk (Propriozeption), aus dem Periost und der Körperdecke.

Hier wurden nur die Kollateral-Verbindungen zu den Schaltstellen (Hinterhorn, „neuron pool" als schraffierter Kreis) dargestellt und auf die monosynaptischen Reflexe und die zentralen Bahnen verzichtet. Die zentralen Verbindungen fehlen auch für die Efferenz. Je ein Neuron repräsentiert hier die motorische und eines die vegetative Efferenz. Aus den so entstehenden zahlreichen Verbindungen sind einige Reflexwege (beispielsweise der viszerokutane) bisher immer stärker beachtet worden als andere. (Unter Verwendung einer Abb. von Hansen, K. und Schlieck, H.: Segmentale Innervation – ihre Bedeutung für Klinik und Praxis. Thieme, Stuttgart 1962.)

diese nozizeptiven Reflexe Bedeutung, weil sie uns erlauben, das Vorhandensein eines Schmerzreizes objektiv nachzuweisen, und zwar unabhängig von der Schmerzempfindung des Patienten. Wir halten es für wichtig, stets *die algetischen und reflektorischen Krankheitszeichen als Einheit zu betrachten*, wie dies Hansen und Schliack tun (1962), und nicht einzelne Reflexwege (z. B. den viszerokutanen) oder Einzelsymptome wie die Myotendinose herauszugreifen. Dabei lassen sich die pseudoradikulär und/oder die über das Arthron vermittelten reflektorischen Zeichen nicht trennen.

7.3. Bedeutung der Muskulatur für die Entstehung von Gelenkstörungen

Als dritte Möglichkeit der Beziehungen zwischen Gelenk und Muskulatur sind die primären Störungen des Nervensystems und seiner Motorik zu nennen. Auf die neurologischen Krankheiten (tabische Arthropathie, Syringomyeliegelenk, Gelenkstörungen als Lähmungsfolgen) sei hier nicht eingegangen. Wir möchten vielmehr auf die bedingt reflektorischen Störungen im Kräftegleichgewicht der Muskelgruppen an Rumpf und Extremitäten *(Dysbalance)* hinweisen, wie sie Janda beschrieben hat.

Eine ideale Koordination der Muskulatur, d. h. eine optimale motorische Steuerung mit gut ausbalanciertem Krafteinsatz der verschiedenen Muskelgruppen bei allen statischen und dynamischen Aufgaben, ermöglicht motorische Höchstleistungen (z. B. Instrumentalsolisten). Sie sind in der medizinischen Praxis zu beobachten. Andererseits führen grobe Muskeldysbalancen (auf der Grundlage einer zentralen Inkoordination) besonders frühzeitig zur Dekompensation des Bewegungssystems, zum Schmerz. Das gilt besonders dann, wenn der inkoordinierte Bereich des Bewegungssystems im Alltag hohen Anforderungen unterliegt. Als Beispiel sei nur die Schulter-Arm-Muskulatur beim Zahnarzt mit ihrer Dekompensation in der Epikondylalgie und die Lenden-Becken-Muskulatur bei halb vorgebeugtem Stehen (Haushalt, Operationstisch) mit der Dekompensation im Becken-Bänder-Schmerz genannt. Das erste klinische Zeichen einer Dekompensation kann dann die Gelenkfunktionsstörung mit Gelenkschmerz sein. Deshalb muß in der Rehabilitation einer Gelenkstörung immer die zugeordnete Muskulatur nach den Prinzipien Jandas untersucht und behandelt werden. Im Sinne einer Rezidivprophylaxe gilt das auch, wenn der Patient bereits beschwerdefrei ist. Wenn die Motorik erst einmal dekompensiert war, ist die primäre Steuerungsstörung der motorischen Stereotype in der Regel durch sekundäre, peripher-reflektorische Muskelverspannungen und -hemmungen überlagert. Diese werden bei genügend langem Bestehen in den zentralen Stereotyp eingebaut („Gewohnheitshaltung") und sind in der Dauer ihres Bestehens immer schwieriger zu korrigieren. Der Teufelskreis: gestörter Stereotyp — Dysbalance der Muskelkräfte — Gelenkstörung durch Fehlbelastung — reflektorische Muskelstörungen und -schmerzen — verstärkte Dysbalance — verstärkte Stereotypstörung schaukelt immer häufigere und heftigere Rezidive auf. Die Wirbelsäule spielt hier eine zentrale Rolle. Aber auch die Gelenke der Extremitätenwurzel sind sehr stark in solche Reflexzusammenhänge einbezogen. Möglicherweise ist die positive Beeinflussung der Hüftgelenkentwicklung bei luxationsgefährdeten Säuglingen durch Iliosakralgelenkmanipulation (Seifert 1981) in diesem Zusammenhang über eine Balanceänderung der Muskelkräfte zu erklären.

Die Entstehung von Gelenkfunktionsstörungen durch reflektorische Spannungsänderungen der Muskulatur spielt an den Extremitätengelenken eine untergeordnete Rolle. Allerdings können Maximalpunktschmerzen durch einen Hartspann gelenknaher Muskeln einen Gelenkschmerz vortäuschen. Sie haben daher differentialdiagnostische Bedeutung. Das wird bei der Verflechtung der Ursachenfaktoren Halswirbelsäule-Ellenbogengelenk-Unterarmmuskulatur bei der sog. Epikondylitis oder bei der Differenzierung der echten Schultersteife von den periartikulären schmerzhaften Schulterbewegungsstörungen besonders deutlich.

7.4. Schmerzhafte Muskelstörungen mit Beziehungen zu peripheren Gelenken

Gelenknahe Maximalpunkte liegen oft an Muskelinsertionen. Die Gelenkbehandlung beseitigt — wahrscheinlich durch reflektorische Muskelentspannung — diese Schmerzpunkte meistens. Wegen des engen Zusammenhangs kann man sie bei manchen

Gelenken als diagnostische Zeichen der Gelenkstörung nutzen (Epikondylenschmerz bei Ellenbogenstörung, Fersenschmerz für das untere Sprunggelenk). Manchmal überdauern sie aber die Gelenkbehandlung. Dann ist die Muskelstörung (Myotendinose) bzw. Muskelinsertionsstörung (Enthesopathie) als selbständige Störung gezielt behandlungsbedürftig. In vielen Fällen ist es auch an peripheren Gelenken vorteilhaft, die Muskelentspannung von vornherein in das therapeutische Vorgehen einzubeziehen. Das ist durch Kombination der Mobilisation mit einer Muskelrelaxation möglich. Dafür eignen sich die von MITCHELL als „muscle energy" beschriebenen Techniken besonders gut. LEWIT (1980) belegte ihren Wert für die gezielte Relaxation reflektorisch verspannter Muskeln und von Muskelmaximalpunkten und führte die Bezeichnung "postisometrische Relaxation" (PIR) ein, die wir übernommen haben: Der Patient spannt für 10—20 s mit *minimaler* Kraft den betroffenen Muskel aktiv an und läßt dann nach. Im Laufe von 2—3 s kommt es zu einer tastbaren Entspannung des Muskels, die nach 3—5 Wiederholungen ihr Maximum erreicht. Voraussetzung für die Wirksamkeit ist eine rein funktionelle (z. B. reflektorische) Verspannung ohne gewebliche Verkürzung des Muskels. Es folgen einige Beispiele häufiger Schmerzmaximalpunkte an den Extremitäten, die der postisometrischen Relaxation zugänglich sind:

— *M. adductor pollicis* an verschiedenen Ansatzstellen an Basis und Köpfchen des 1. und 2. Metakarpalen
— Ursprung der *Flexoren von Hand und Fingern* am Epicondylus ulnaris
— Ursprung der *Extensoren von Hand und Fingern* am Epicondylus radialis (häufiger) mit Störung der Greiffunktion („aus der Hand fallen lassen")
— Ansatz des *M. biceps brachii* am Radius, als Maximalpunkt in Supination in der Ellenbeuge und in Pronation dorsal am Radiusköpfchen tastbar, schmerzhafte Einschränkung der Hyperextension des Ellenbogens
— schmerzhafte *lange Bizepssehne* an der Vorderfläche des Humeruskopfes mit Schmerz beim Arm-Vorheben und schmerzhafter Innenrotation in Retroversion
— Enthesopathie des *M. supraspinatus* mit schmerzhafter Abduktion und manchmal mit Maximalpunkt lateral unterhalb des Akromion

— Enthesopathie des *M. infraspinatus* mit schmerzhafter Außenrotationsspannung (seltener)
— schmerzhafter *M. subscapularis* (lokale Palpation) mit Außen-
rotationsschmerz. Der Schmerz bei Innenrotationsanspannung
kann bei adduziertem Arm fehlen. Er ist bei abduziertem
Oberarm häufiger auslösbar.
— schmerzhafter Ursprung der kleinen Fußsohlenmuskeln (Ze-
henbeuger) mit *Plantaraponeurose* an der vorderen Unter-
kante des Kalkaneus
— schmerzhafter *Achillessehnenansatz* an der Ferse (M. triceps
surae)
— Fibulaköpfchen dorsal als Ansatz des *M. biceps femoris*
— Tuber ossis ischii als Ursprung der *ischiokruralen* Muskeln mit
Schmerz bei Hüftbeugung mit gestreckten Beinen
— Schmerz in der Gegend des *Trochanter major*. Er liegt nach
unseren Erfahrungen vor allem im verspannten *M. tensor
fasciae latae* an seinem Dorsalrand im Übergang in die
Sehne (Tractus iliotibialis) und damit über der Trochanter-
spitze oder etwas weiter kaudal über dem Trochanter. Die
Palpation erfolgt am besten in Bauchlage, wenn der Muskel
durch Adduktion des Oberschenkels passiv in Spannung gebracht wurde (s. Abb. 97).

Die differenzierte Diagnostik dieser Muskelstörungen und ihre
Entspannung durch PIR zur Löschung der Schmerzmaximal-
punkte sind den entsprechenden Darstellungen zu entnehmen
(Lewit 1981, 1983).

7.5.   Zusammenfassung

Es ist vorteilhaft, das Gelenk immer im Funktionszusammenhang
mit seiner Muskulatur und der nervös-trophischen Steuerung
(als Arthron) zu betrachten.
Gelenkstörungen führen zu Spannungsänderungen der Muskulatur des Arthrons (Hartspann und Hemmung) und zu reflektorischen und algetischen Phänomenen im Segment (Pseudoradikulärsyndrom).
Die Muskulatur kann ihrerseits bei Erkrankungen des motorischen Systems und bei Fehlsteuerungen (Dysbalancen) zu
Schmerzen und zu sekundären Störungen der Gelenkfunktion
führen. Sie fordert dann direkte Behandlung.

8. Literaturverzeichnis

Badtke, G.: Funktionsstörungen und Sportverletzungen. In: Metz, E.-G. und G. Badtke (1980), 127–137.

Barbor, R.: Differentialdiagnose des Schulterschmerzes: Vortrag auf dem Symposion der Sektion Manipulations- und Reflextherapie in der tschechoslowakischen Rehabilitationsgesellschaft — Celadna, 23. bis 25. Mai 1973, Ref. in: Beitr. Orthop. u. Traumatol. **22** (1975), 453.

Bartel, W.: Die Wirksamkeit der Manuellen Therapie bei der Nachbehandlung von Sprunggelenkverletzungen. In: Metz, E.-G. und G. Badtke (1980), 118–121.

Basmajian, J. V.: Muscles Alive, Williams and Wilkins Co., Baltimore 1974.

Bernbeck, R. und A. Sinios: Vorsorgeuntersuchungen des Bewegungsapparates im Kindesalter. In: Orthopädische und neuromotorische Diagnostik. Barth, Leipzig 1975.

Bitterli, J., P. Schlapbach und N. Fellmann: Manuelle Gelenkflächenglättung bei der Femoropatellararthrose. Man. Med. **17** (1979), 44 bis 46.

Brügger, A.: Über vertebrale, radikuläre und pseudoradikuläre Syndrome, II. Pseudoradikuläre Syndrome. Acta rheumatologica 19. Geigy, Basel 1962.

—: Die Erkrankungen des Bewegungsapparates und seines Nervensystems. Fischer, Stuttgart, New York 1977.

Buch, H.-J.: Die Tunnelsyndrome der unteren Extremitäten. In: Metz, E.-G. und G. Badtke (1980), 195–200.

Caillet, R.: Soft tissue pain and disability. F. A. Davis Comp. Philadelphia 1977.

Committee on Rating of Mental and Physical Impairment: Guides to the Evaluation of Permanent Impairment of the Extremities and Back. JAMA, Special Edition, Febr. 15., 1958.

Cyriax, J.: Text-Book of Orthopaedic Medicine. Volume 1. Diagnosis of Soft Tissue Lesions. 6. Aufl. Baillière Tindall, London 1975.

Danz, J.: Probleme bei der Anwendung der Manuellen Therapie bei der Rheumatoid-Arthritis. In: Metz, E.-G. und G. Badtke (1980), 214 bis 220.

Debrunner, H. U.: Gelenkmessung (Neutral-0-Methode), Längenmessung, Umfangmessung. Bulletin (Off. Org. d. AG f. Osteosynthesefragen) 1971.

Decking, D.: Konservative Behandlung der Coxarthrose. In: Neumann, H. D. und H. D. Wolff (1979), 364–368.

Dippold, A.: Die Objektivierung von Muskelfunktionsstörungen bei Arthrose am Modell des Kniegelenkes. Beitr. Orthop. u. Traumatol. **28** (1981), 109–115.

Feneis, H.: Anatomische Bildnomenklatur. Thieme, Stuttgart 1967.

Fick, R.: Handbuch der Anatomie und Mechanik der Gelenke. 3. Teil. Spezielle Gelenk- und Muskelmechanik. Fischer, Jena 1911.

Franke, J.: Klassifikation der chronischen Kapselbandinstabilitäten des Kniegelenkes – I: Anatomie und Diagnostik. Beitr. Orthop. u. Traumatol. **28** (1981), 125–140.

Freeman, M. A. R.: Instability of the foot after injuries to the lateral ligament of the ankle. Journal of Bone and Joint Surgery **47** (B): 4; 669–677.

Fryette, H. H.: Principles of osteopathic technic. Carmerl, Acad. Appl. Osteopathy, 1954.

Gutmann, G.: Klinisch röntgenologische Untersuchungen zur Statik der Wirbelsäule. In: Wolff, H. D. (Hrsg.): Manuelle Medizin und ihre wissenschaftlichen Grundlagen. Physikal. Medizin, Heidelberg 1970, 109–127.

–: Statische Aspekte bei der Coxarthrose. Man. Med. **8** (1970), 111–120.

–: Die Pathogenetische Aktualitäts-Diagnostik. Ein Versuch zur Analyse der diagnostischen Leitlinien in der Manuellen Medizin. In: Lewit, K. und G. Gutmann (1975), 15–24.

– und F. Véle: Das aufrechte Stehen (Untersuchungen über die Lastverteilung und muskuläre Aktivität bei Hüftgelenkgesunden und Coxarthrosekranken unter Berücksichtigung der Baueigentümlichkeiten der Lenden-Becken-Hüft-(LBH)-Region. Westdeutscher Verlag, Opladen 1978.

Hansen, K. und H. Schliak: Segmentale Innervation – ihre Bedeutung für Klinik und Praxis. Thieme, Stuttgart 1962.

Heinicke, H.-J.: Die Manuelle Therapie posttraumatischer Funktionsstörungen Hand und Unterarm. In: Metz, E.-G. und G. Badtke (1980), 97–100.

Hoppenfeld, S.: Klinische Untersuchung der Wirbelsäule und der Extremitäten. Volk u. Ges., Berlin 1983

Hubault, A., A. Fages, M.-F. Kahn und S. de Sèze: Une pseudoperiarthritite de l'épaule (La paralysie du trapèze par lésion chirurgicale du nerf spinal). Sem. Hôp. Paris **48** (1972), 3029–3037.

Janda, V.: Die Motorik als reflektorisches Geschehen und ihre Bedeu-
    tung in der Pathogenese vertebragener Störungen. Man. Med. 5
    (1967), 2–7.
—: Vyšetřeni nejčastěji zkrácených svalových skupin (Die Untersuchung
    der am häufigsten verkürzten Muskelgruppen). Diafilm des Gesund-
    heitsministeriums der ČSSR, Kratkyfilm, Praha 1969.
—: Muskelfunktion in Beziehung zur Entwicklung vertebragener Störun-
    gen. In: Wolff, H. D. (Hrsg.): Manuelle Medizin und ihre wissen-
    schaftlichen Grundlagen. Physikal. Medizin, Heidelberg 1970, 60–69.
—: Vyšetřováni hybnosti, (I) (Die Untersuchung der Bewegungen.) Avi-
    cenum, Praha 1972.
—: Muskelfunktionsdiagnostik (Muskeltest, Untersuchung verkürzter
    Muskeln, Untersuchung der Hypermobilität). 2. Aufl., Volk u. Ges.,
    Berlin 1985.
—, Z. Polaková und F. Véle: Funkce hybneho systemu (Die Funktion des
    Bewegungssystems). Statni zdr. naklad., Praha 1966.
Jirout, J.: Neuroradiologie. Volk u. Ges., Berlin, 1965.
Jungmichel, D.: Diagnostik und Therapie der Chondropathia patellae.
    Beitr. Orthop. u. Traumatol. 27 (1980), 193–200.

Kaltenborn, F. M.: Manuelle Therapie der Extremitätengelenke. (Tech-
    nik der speziellen Untersuchungsverfahren und der Gelenk-Mobilisa-
    tion) 5. Aufl. Olaf Norlis Bokhandel, Oslo 1979.
Keitel, W.: Differentialdiagnostik der Gelenkerkrankungen. 2. Aufl.,
    Fischer, Jena 1979.
Kibler, M.: Das Störungsfeld bei Gelenkerkrankungen und inneren
    Krankheiten. 3. Aufl. d. „Segmenttherapie". Hippokrates, Stuttgart
    1958.
Knott, M. und D. E. Voss: Komplexbewegungen (Proprioceptive Neu-
    romuscular Facilitation). 2. Aufl., Fischer, Stuttgart 1970.
Kos, J. und J. Wolff: Die „Menisci" der Zwischenwirbelgelenke und ihre
    mögliche Rolle bei Wirbelblockierung. Man Med. 10 (1972), 105–114.
Kubis, E.: Iliosakralverschiebung und Muskelfunktion im Beckenbereich
    als Diagnostikum. Vortrag auf dem 2. Kongreß der Internat. Ges.
    Manuelle Medizin Salzburg, 3.–7. September 1968. Man. Med. 7
    (1969), 52–54.

Leiber, B. und G. Olbrich: Die klinischen Syndrome. Bd. I, 5. Aufl. Urban
    und Schwarzenberg, München–Berlin–Wien 1972.
Leistner, K. und R. Altus: Standardisierung – Grunderfordernis der ein-
    heitlichen rheumatologischen Befunddokumentation (Zusatzdokumen·
    tation Rheumadispensaire). Dt. Gesundh.-Wesen 29 (1974), 1685 bis
    1689; 2022–2028.
Lewit, K.: Möglichkeiten der Prävention vertebragener Störungen. Arch.
    phys. Ther. 2 (1968), 107–111.

−: Functional Pathology of the Motor System. In Lewit, K. und G. Gutmann (1975), 25–28.

−: Impaired Joint Function and Entrapment Syndrome. Man. Med. **16** (1978), 45–48.

−: Manuelle Therapie und andere Reflextherapieverfahren − begriffliche Abgrenzungen, fachliche Beziehungen. In: Metz, E.-G. und G. Badtke (1980), 18–30.

−: Muskelfazilitations- und -inhibitionstechniken in der Manuellen Medizin, Teil II und III: Postisometrische Muskelrelaxation. Man. Med. **19** (1981), 12–22; 40–43.

−: Manuelle Medizin (im Rahmen der Medizinischen Rehabilitation). 4. Aufl., Barth, Leipzig 1983, 5. Aufl. in Vorbereitung.

− und F. Gaymans: Muskelfazililations- und -inhibitationstechniken in der Manuellen Medizin. Teil I: Mobilisation. Man. Med. **18** (1980), 102–110.

− und G. Gutmann: Funktionelle Pathologie des Bewegungssystems (Kongreßbericht: IV. Kongreß der Internationalen Gesellschaft für Manuelle Medizin, Prag 1974). Rehabilitácia (Bratislava) Suppl. **10/11** (1975).

− und V. Janda: The development of Disturbances of the Spinal Function in Childhood and the Basis of Vertebragenic Disturbance (tsch.) Čs. Neurol. **26** (1963), 73–80.

− und E. Rychliková: Untersuchung, Mobilisation und Manipulation von Extremitätengelenken. Teil V–VII der Lehr-Diafilme Manuelle Therapie (1973) des Gesundheitsministeriums der ČSSR und des Instituts für Gesundheitserziehung Prag, Kratký film Praha, Filmlaboratorien Barrandov.

Maigne, R.: Wirbelsäulenbedingte Schmerzen und ihre Behandlungen durch Manipulationen. Hippokrates, Stuttgart 1970.

Matzen, P. F. (Hrsg.): Lehrbuch der Orthopädie. 3. Aufl. Volk u. Ges., Berlin 1982.

Meinicke, R.: Bewegungs-, Längen- und Umfangsmessungen (Neutral-0-Durchgangsmethode). Gesellschaft für Orthopädie der DDR, 1975.

Mennell, J. McM.: Joint Pain − Diagnosis and Treatment Using Manipulative Techniques. Little, Brown and Co., Boston 1964.

Metz, E.-G.: Zusammenarbeit zwischen Ärzten und Physiotherapeuten bei der Komplexbehandlung von Schulter-Arm-Schmerz unter Einbeziehung der Manuellen Therapie. Beitr. Orthop. u. Traumatol. **26** (1979), 254–260.

− und G. Badtke: Manuelle Therapie. Tagungsbericht der gemeinsamen Arbeitstagung der Sektion Manuelle Therapie in der Gesellschaft für Physiotherapie der DDR mit dem Wissenschaftsbereich Sportmedizin der Pädagogischen Hochschule Potsdam, 28.–31. Januar 1980 in Potsdam. Päd. Hochschule, Potsdam 1980.

Mitchell, F.: zit. nach Lewit (1980 u. 1983).

Mumenthaler, M. und H. Schliack: Läsionen peripherer Nerven – Diagnostik und Therapie. Thieme, Stuttgart 1965.

Neumann, H. D. und H. D. Wolff: Theoretische Fortschritte und praktische Erfahrungen der Manuellen Medizin (Kongreßbericht VI. Kongreß der FIMM, 18.–22. April 1979 in Baden-Baden). Konkordia Verlag, Bühl (Baden) 1979.

Neumann, H. W.: Diagnostik und Behandlung der Enthesopathien aus der Sicht der Manuellen Therapie. In: Metz, E.-G. und G. Badtke (1980), 37–44.

Neviaser, J. S.: Adhesive capsulitis of shoulder; study of pathological findings in periarthritis of shoulder. J. Bone Jt. Surg. **27** (1945), 211.

Nicolai, K., D. Eckardt und W. Keitel: Die Arbeitstherapie in der Rheumatologie. III Funktionsgerechte Beübung. Z. Physiother. **25** (1973), 467–473.

Pohl, D.: Die manuelle Mobilisation des Akromioklavikulargelenks beim Schulter-Arm-Syndrom. Heilberufe **25** (1973), 5–6.

Riede, D.: Mobilisationsbehandlung nach Synovektomie. Vortrag Arbeitstagg. Sektion Manuelle Therapie der Ges. Physiother der DDR, 28.–31. Januar 1975.

Riesz, E.: Die Untersuchung der Bewegungsorgane, Methoden und Ergebnisse. Akademiai Kiado, Budapest 1973.

Rohde, J.: Die Automobilisation der Extremitätengelenke. Z. Physiother. **27** (1975), 57–65; **28** (1976), 51–61; 121–134.

Rychliková, E.: Rozpoznáni a léčba syndromu hlavičky fibuly (Diagn. u. Therapie d. Fibula-Köpfchens-Syndr. Čs. neurol. **34** (1971), 120–127.

Sachse, J.: Die Hypermobilität des Bewegungsapparates als potentieller Krankheitsfaktor. Man. Med. **7** (1969), 77–84.

–: Die krankengymnastische Physiotherapie in Neurologie und Psychiatrie. Z. ärztl. Fortbild. **63** (1969), 1243–1248.

–: Hypermobilität, Einteilung und diagnostische Kriterien. In: Neumann, H. D. und H. D. Wolff (1979), 154–158.

Schildt, K.: Erfahrungen in der Therapie des Sudeck-Syndroms unter besonderer Berücksichtigung der postisometrischen Relaxationsmobilisation. In: Metz, E.-G. und G. Badtke (1980), 101–104.

–: Funktionelle Therapie von Sprunggelenksfrakturen unter manualmedizinischen Gesichtspunkten. In: Metz, E.-G. und G. Badtke (1980), 112–117, Man. Med. **20** (1982), 137–139

Seifert, I.: Manualtherapeutische Aspekte der Hüftdysplasie – Untersuchungen am Neugeborenen. Beitr. Orthop. u. Traumatol. **28** (1981), 161–164.

Seyfarth, H.: Die Prinzipien der Neutral-0-Durchgangsmethode. Beitr. Orthop. u. Traumatol. **21** (1974), 276–285.

—, B. Bülow und J. Buchmann: Praktische Erfahrungen mit der Neutral-0-Durchgangsmethode. Beitr. Orthop. u. Traumatol. **20** (1973), 228 bis 231.

Sèze, S. de, A. Ryckwaert, J. Welfling, J. C. Renier, M. Caroit und G. Poinsard: Etude sur l'epaule douloureux. Rev. rhum. **67** (1959), 323.

Sollmann, A. H.: Test und Therapie der Gelenke in der Röntgenkinematographie. Vortrag und Film, 4. Kongreß Int. Ges. Man. Med., Prag, 9.–12. Oktober 1974.

Stelzner, A.: Der Knieschmerz als Symptom bei Hüfterkrankungen. Z. ärztl. Fortbild. **62** (1968), 532–534.

Stoddard, A.: Lehrbuch der osteopathischen Technik an Wirbelsäule und Becken. Hippokrates, Stuttgart 1961.

Thalheim, J.: Die Behandlung des funktionsgestörten Iliosakralgelenks bei der Coxarthrose. In: Lewit, K. und G. Gutmann: Rehabilitácia, Bratislava 1975, 86–90.

Thalheim, W.: Zusammenarbeit Arzt — Physiotherapeut bei Schmerzsyndromen des Beckengürtels einschließlich des Hüftgelenks. Beitr. Orthop. u. Traumatol. **26** (1979), 155–160.

Tlusteck, H. und E.-G. Metz: Karpaltunnelsyndrom und Reflextherapie. In: Metz, E.-G. und G. Badtke (1980), 187–194.

Unger, H.: Das Sudeck-Syndrom. Beitr. Orthop. u. Traumatol. **26** (1979), 57–59.

Véle, F.: Die propriozeptive Informationsentstehung im Wirbelbogengelenk und die Verarbeitung dieser Afferenz. In: Wolff, H. D. (Hrsg.): Manuelle Medizin und ihre wissenschaftlichen Grundlagen. Physikal. Medizin, Heidelberg 1970, 78–83.

— und G. Gutmann: Die Beeinflussung der Posturalreflexe über die Gelenke. Z. Physiother. **23** (1971), 383–386.

Weber, E.: Die Anwendung der Manuellen Extension bei der konservativen Koxarthrosebehandlung. Beitr. Orthop. u. Traumatol. **21** (1974), 351–355.

Wolf, J.: Die Chondrosynovialmembran als einheitliche Auskleidungshaut der Gelenkhöhle mit Gleit- und Barrierefunktion. In: Wolff, H. D. (Hrsg.): Manuelle Medizin und ihre wissenschaftlichen Grundlagen. Physikal. Medizin, Heidelberg 1970, 16–37.

Wolff, H.-D.: Funktionelle Störungen peripherer Gelenke. Diagnostik **4** (1971), 354–356.

Zukschwerdt, L., F. Biedermann, E. Emminger und H. Zettel: Wirbelgelenk und Bandscheibe. Hippokrates, Stuttgart 1955.

194

9. Sachwortverzeichnis

Afferenz 182
Akromioklavikulargelenk 114 ff.
—, Kapselpalpation 114
—, Lockerung 115
—, Mobilisation 116 ff.
—, Schmerzprovokation 115
—, Traktion 115
—, Untersuchung 114, 116
Aktualitätsdiagnose, patho-
  genetische 174
Ankylose 172
Anschlag am Bewegungsende
  16, 24 f., 30
Arthralgie 176
Arthritis 173 ff.
Arthron 181 f.
Arthrose 19, 176
Ausgangsstellung 33 f.

Bandschmerz 19, 30
Befunderhebung s. Gelenkunter-
  suchung
Beweglichkeitsgrade 172
Bewegungsausschlag 24, 30
Bewegungseinschränkung 13, 16,
  24 f.
Bewegungsende 16 f., 24 f., 30
—, Schmerzhaftigkeit 30
Bewegungsmuster 14
Bewegungsschmerz 24 ff., 174
Bewegungsstörung 14, 26, 31,
  172 ff.
— durch Muskelfunktionsstörung
  26 f., 181 ff.
Bewegungssystem, funktionelle
  Pathologie 21

Bewegungsuntersuchung 14 ff.,
  24 ff., 30
—, aktive 30, 24
—, passive 24 f.
Block, knöcherner (Ankylose) 172
Blockierung 16 ff., 27, 171 ff.
— bei Fehlbelastung 18
— bei strukturellen Gelenkveränderungen 19, 171, 173
—, leichte 172
—, reflektorische Entstehung 20,
  183, 185
—, Rezidive 18
—, schwere (schmerzhafte) 172
—, Substrat der 20 f.
—, traumatische 18
—, Ursachen der 18 ff.
—, Wesen der 16 f., 21
Bursa subacromialis 89 f.
Bursitis subacromialis 24, 40, 97

Chopartsche Gelenklinie 129—133

Daumen 39, 51 ff.
Dermatom 183
Distraktion 15, 28

Efferenz, motorische und vegeta-
  tive 182
Ellenbogengelenk 76—88
—, Distraktion 80
—, Funktionsbewegung 76—79
—, Kapselmuster 76
—, Maximalpunkte 79
—, Pronation 78 f., 87
—, Seitneigungsfedern 82 ff.

–, Störung der Handfunktion
  39 f., 79
–, Supination 78, 87 f.
–, Untersuchung 76 ff., 82 f., 85
Endstrecke der Bewegung 16, 30
Enthesopathie 26, 97 ff., 186 f.
Entzündung 19, 173 ff.
Epikondylenschmerz 40, 79, 186

Fazilitation 183
Fazilitationstechniken 36
Federungsuntersuchung 16
Fehlbelastung 18, 185
Fibulaknöchel 154
Fibulaköpfchen 152 ff.
–, anteroposteriore Verschiebung
  152
–, Manipulation 153 f.
–, Störungsmuster 142
Fingergelenke 39–47
–, anteroposteriore Verschiebung
  42, 47
–, anteroposteriorer Neigungs-
  schub 47
–, Distraktion 42, 46
–, Hypermobilität 41, 45
–, Lateralverschiebung 43
–, Neigungsfedern 44
Fixation 28, 34
Frakturnachbehandlung,
  Mobilisationstechniken bei 40,
  175
frozen shoulder s. Schultersteife
Funktionsbewegung 15 ff., 23 ff.,
  30, 171
–, Einschränkung 16, 24 f., 31
–, Untersuchung 24 f.
Fuß 118 ff.
–, Untersuchung 118 f.

Gelenkbau 15
Gelenkbeweglichkeit 13
Gelenkentzündung 19
Gelenkerguß 175
Gelenkfunktion 13 ff.

Gelenkfunktionsstörung 13 f.,
  16 ff., 21, 27 ff., 30 ff., 174 ff.
–, Untersuchungsablauf 31 f.
Gelenkknacken 36
Gelenkspiel 14 ff., 23, 25 ff., 33 ff.,
  171
–, a-p-Parallelverschiebung 15,
  28 f.
–, Ausgangsstellung für die Unter-
  suchung 33 ff.
–, Distraktion 15, 28
–, laterale Parallelverschiebung
  29 f.
–, Neigungsschub 28 f.
–, Seitneigungsfedern 29 f.
–, Störung 17 f., 30
–, Traktionszug 27 f.
–, Untersuchung 14 ff., 23, 27 ff.,
  33 ff.
Gelenkstrukturen, meniskoide 20
Gelenktrauma 18 f., 173 ff.
Gelenkuntersuchung (Befund-
  erhebung), allgemeine 14 ff.,
  23 ff.
Gelenkveränderungen,
  degenerative 13, 19 f., 176
–, strukturelle 19 f., 173
Gelenkverletzungen 19, 173, 175
Gewebsbefund 23
Gleitbewegungen 15 f., 27 ff.
Greifstörungen 39 f., 52

Hand 39 ff.
–, Differentialdiagnose 39 f., 51 f.,
  59 ff.
Hartspann 21, 26, 181 f., 185
Hemmung, reflektorische 36, 181
Hüftgelenk 156–170
–, Distraktion 168 ff.
–, Funktionsbewegungen 157 ff.
–, Traktionsmanipulation 168 f.
–, Untersuchung 156 ff.
Hüftgelenkstörungen
–, Iliosakralgelenkblockierung bei
  165

–, Innenrotationsschmerz 161
–, Kapselmuster 161
–, Muskeluntersuchung 163
–, Schmerzausstrahlung 161 f.
–, Schmerzmaximalpunkte 161 f.
Hüftkopfverformung 165
Humeroradialgelenk 76 f., 85
Humeroskapulargelenk
   s. Schultergelenk
Humeroulnargelenk 76 f., 80 ff.
Hyperalgesie 183
Hypermobilität 13, 17, 21, 41, 45,
   48, 52, 108 f., 119, 139, 143, 157,
   160, 169, 172 f., 176
Hypomobilität 13

Indikationsstellung 13, 171
Inhibitionstechniken s. Hemmung
Inkoordination, muskuläre 26, 182,
   184
Inspektion 23
Interkarpalgelenke 59, 71 ff.
Interphalangealgelenke 41 ff.
Isometrie, Spannung gegen
   Widerstand 23, 26 f.

joint play s. Gelenkspiel

Kalkaneus, Plantarzugmanipula-
   tion 138
Kapitatum 74 f.
–, Traktionsmanipulation 74 f.
Kapselmuster 14, 24 f.
Kapselschwellung 175
Karpaltunnelsyndrom 39
Karpometakarpalgelenk 48 ff.
Klavikulargelenke 109, 112 ff.
Kniegelenk 141–152
–, anteroposteriore Verschiebung
   144 f.
–, Distraktion 143
–, Kapselmuster 142
–, Lockerung 143, 147
–, Maximalpunkte 142
–, Patellaspiel 150 ff.

–, Rotation 142
–, Seitneigungsfedern 148
Kontaktnahme am Gelenk 34
Kontraindikationen gegen
   Mobilisation 171, 174
Koxalgie 165
Koxarthrose 165, 170
Krankengymnastik 14, 177
Kuboid 130 f.

Lisfrancsche Gelenkreihe 122–129
–, anteroposteriore Verschiebung
   126 ff.
–, Traktion 124
Lockerung 17 ff., 172 f., 176
Lokalanästhesie des Gelenkes vor
   Mobilisation 174

Manipulation 33 ff., 36
Manuelle Medizin 13
Manuelle Therapie 13, 35
Maximalpunkt s. Schmerzmaximal-
   punkt
Mechanotherapie 13
Mediokarpalgelenk 59 ff.
–, anteroposteriore Verschiebung
   am Trapezium 57 ff.
–, Palmarverschiebung 66 ff.
–, Traktion 64 ff., 74 ff.
Meniskoide 20
Metakarpalenköpfchen 48 ff.
Metatarsalenköpfchen 125 f.
Mittelfuß 122 ff.
Mittelhand 48 ff.
–, Mobilisation 50 f.
–, Untersuchung 49 f.
Mobilisation 35 f., 172 f., 177, 186
Muskulatur 21, 23 f., 26, 181
–, Abschwächung 26, 182
–, Anspannungsschmerz 26
–, Hartspann 21, 26, 181 f.
–, Hemmung 26, 181
–, Inkoordination 18, 26, 182, 184
–, isometrische Spannung 26 f., 31
–, Kraftprüfung 27, 31

–, Relaxation nach isometrischer Anspannung 26
–, Schmerzhaftigkeit 26, 185
–, Untersuchung 26 f., 30 ff.
–, Verkürzung 26 f., 31
Myotendinose 183 f.

Narkose vor der Manipulation 174
Navikulare 129
Neigungsschub 29
Neutral-Nulldurchgangs-Methode 14, 24
non-capsular-pattern 14, 25
Nozizeption 183 f.

painful arc s. Schmerzwinkel
Palpation 23
Parallelverschiebung 15, 29 f.
Patellaspiel 142, 150 ff.
Pathologie, funktionelle, des Bewegungssystems 21
Patricksches Zeichen 161 f.
Periarthritis humeroscapularis 97 f.
PIR s. Relaxation
Plantaraponeurose 118, 187
Propriozeption 182 f.
Pseudoradikulärsyndrom 183

Radialduktion, Handgelenk 61
Radikulärsyndrom, zervikales 39, 79, 96
–, Fibulagelenkstörung bei lumbalem 20
Radiokarpalgelenk 40, 59 ff.
–, Dorsalverschiebung 68 ff.
–, Radialverschiebung 70
–, Traktion 64 ff.
–, Untersuchung 61 f.
Radioulnargelenk 40, 77 ff.
–, distales 40, 77, 86 f.
–, proximales 77, 85
Radius, Längszug 85
Radiusköpfchen, anteroposteriore Verschiebung 85 f.

–, Maximalpunkt 79, 186
–, Untersuchung 85 f.
Reaktionsbereitschaft, vegetativ-vasomotorische 23
Reaktionsdiagnose 177
Reflextherapie 13
Reflexvorgänge 181–187
Relaxation der Muskulatur 26, 36, 172, 186 f.
Rheumatoidarthritis 40, 62 f., 113, 173
Rotatorenmanschette des Schultergelenkes 97
Ruhigstellung 13, 20

Schädigungsreiz 20
Scherengriff 50
Schmerz 13, 20, 26 f., 174
–, extraartikulärer 24 f., 97
Schmerzlokalisation 23
Schmerzlosigkeit der Behandlung 36, 174
Schmerzmaximalpunkte 21, 23, 26, 40, 54, 79, 98, 112 f., 114, 119, 138, 142, 182, 185
Schmerzreiz 184
Schmerzsyndrome, vertebragene 14
Schmerzwinkel (painful arc) 24, 90
Schulteramyotrophie, neuralgische 96
Schulterbewegungseinschränkung bei depressiven Syndromen 96
– – inneren Krankheiten 95
– – muskulären Störungen 93 ff., 96 f.
– – Rigor 96
– – Rippenstörungen 97
– – Spastik 96
– – Störungen der Klavikulargelenke 101
Schulterblatt, Mitbewegung bei Armbewegungen 89
–, muskuläre Verbindungen 109
Schulterblattfixatoren 109

Schultergelenk 88—109
—, Abduktion 89 f., 91
—, aktive Bewegungen 88 ff.
—, Dorsalverschiebung 102 f.
—, Gelenkspiel 94
—, isometrische Muskelspannung
  93 f.
—, Kapselmuster 93, 98
—, Kaudalverschiebung 103
—, Krankheitsbilder, Differential-
  diagnose 95 ff.
—, passive Bewegungen 91 ff.
—, Relaxationsmobilisation 101,
  104 ff.
—, Rotationsbewegungen 89 f.,
  92 f.
—, Schmerzwinkel 90
—, Traktion 100 ff.
—, Untersuchung 88—95
Schulterschmerz 40, 88 ff., 98 ff.
Schultersteife 96, 98 f.
—, echte 99 f.
—, traumatische 99
Sehnenläsion, Spannungsschmerz
  bei 26, 93 f.
Selbstmobilisationsübungen
  Indikation 178
Skaphoideum 52 ff., 57
Skapula 89 ff., 109 ff.
Sprunggelenk, oberes 139 ff.
—, anteroposteriore Verschiebung
  140
—, Distraktion 139
—, Kapselmuster 139
Sprunggelenk, unteres 132—139
—, hinterer Anteil 136 ff.
—, vorderer Anteil 134 f.
Stereotyp, motorischer 98, 185
Sternoklavikulargelenk 112 ff.

—, Manipulation 114
—, Mobilisation 113 f.
—, Palpation der Kapsel 112
—, Stellungsassymmetrie 112
—, Untersuchung 113 f.
Störungsmuster 14, 25
Sudecksche Dystrophie 40, 63, 96,
  176

Tarsometatarsalgelenk
  s. Lisfrancsche Gelenkreihe
Therapie, manuelle Begriffs-
  bestimmung 13, 35
Traktionszug 27 f.
Trapezium 53—59
—, anteroposteriore Verschiebung
  gegen Skaphoid 57 f.
—, Traktion 58
Trauma 175
Trophik 23

Ulnarduktion im Handgelenk 62,
  70
Untersuchung der Gelenke 13 ff.,
  23 ff., 27 ff.

Vorspannung 36

Weichteilläsion 19
Weichteiltechnik 110 ff.
Winkelbewegung s. Funktions-
  bewegung

Zehengelenke 119 ff.
—, anteroposteriorer Neigungsschub 122
—, Distraktion 120 f.